死の医学

駒ヶ嶺朋子
Komagamine Tomoko

インターナショナル新書 092

目次

写真提供　サイバーダイン社／オリィ研究所／アマナイメージ／PPS（順不同）
図版作成　著者

まえがき
「死の医学」と「生きようとする力」

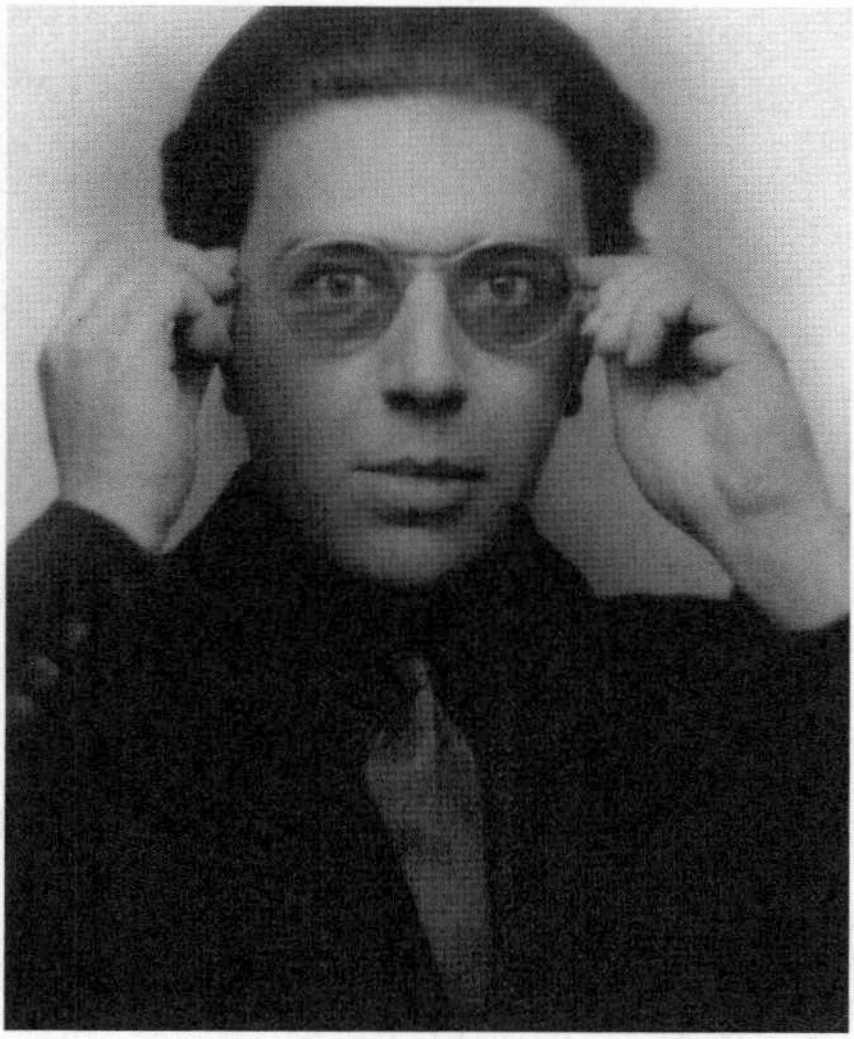
アンドレ・ブルトン、本文12ページ

自分が自分でなくなる時

魂はあるのか。

死後に自己意識は保たれるのか。

こうした問いは、問いかけることさえ、ためらわずにはいられない。なぜならば、医学は生を扱う学問であり、死《し》に際《ぎわ》までがその対象分野だ。その先に関することは知りえないとされる。

だが、今世紀の知見である「体外離脱体験」や、生の最終局面である「臨死」に関する医学的成果はその先を窺《うかが》い知《し》るヒントを与えはしないか。

私たちは通常、脳によるフィルターで選別される「意識の檻《おり》」から出られない。脳が再構成した世界が知覚のすべてなのだ。

このような脳のやり方は、生き延びるために有利になるよう仕組まれたシステムにも見える。

そして、そこで産み出された自己意識は通常、この身体に留まる。

しかし、臨死体験などの身体的窮地や、知覚入力が乱れる条件下では、その自己意識は至極《しごく》単純にこの身体を抜け出すことができる。それが臨死体験では「体外離脱体験」と呼ばれ、ストレス下では「解離《かいり》」と呼ばれる現象である。

こうした自己意識の離脱もまた、危機的状況で「生きようとする力」に由来する。

そこでまず精神神経症候である「解離」から、この自己意識、すなわち「魂」に関する考察を始めたい。

現代社会では、指紋認証や静脈認証、あるいはマイナンバーなど個体識別標識でこの身体の唯一性を外側から保証されることがある。それはとても不思議な感覚だ。というのも「自分は自分であってほかの誰かではない」ということはごく当たり前のことで、それはあえて保証されるまでもないように思うからだ。

そんな当たり前の自己同一性《アイデンティティ》が失われる疾患がある。

代表的なものが「解離症/解離性障害」である。

自伝的記憶を失ってしまう「解離性健忘《けんぼう》」。自分と隔《へだ》たってしまい、時に身体から心が出て行ってしまったと感じる「離人感《りじんかん》・現実感消失症」。そして多重人格として一般に知られている「解離性同一症/解離性同一性障害」がそこに含まれる。

自己同一性が破綻《はたん》すると感情や記憶、知覚や認知などが不連続になる。侵入的思考や憑《ひょう》依《い》体験が起こることもある。「自己の中に他者の意識が侵入している」と自己申告されることもあれば、いつもとまったく異なる話し方や動き方で憑依体験が他人に気づかれることもある。

本来とは別の記憶を元に、まったくの別人として生活していることもあれば、数分単位で別人格がめまぐるしく入れ替わって本人も周囲も混乱することなどがある。その別人格の中には年齢も性別も異なる、さまざまな人が含まれる。

これら「解離症／解離性障害」は心的外傷《トラウマ》に続いて起きるとされ、虐待や被災経験がリスクになる。辛《つら》い記憶を切り離してなんとか生き延びるため、時に一人の個がどんどん細分化されてしまうのだ。

しかしこの解離は疾患としてではなく伝統文化習慣の中で、あるいは宗教行為の一環として現われることがある。日本ではさしずめ、琉球・奄美《あまみ》の「ユタ」や恐山《おそれざん》の「イタコ」などがこれにあたるだろうか。

紛争地から逃れてきた医学生が語ったこと

解離は自己の意識や記憶と連続性を持たずに一種自動的な意識活動を惹《ひ》き起《お》こす状態で、「無意識」や「意識の深層」と呼ばれることもある。したがって誰にでもこの機構は備わっているものであり、病気ではない、生理的な解離と呼べる現象もある。

最も卑近《ひきん》な例では、政治的な力を持つ人が「記憶にございません」の一言で難《なん》を逃《のが》れる方法も、生理的現象としての「解離性健忘」なのではないか。嘘を装《よそお》っている場合もあるかもしれないが、筆者の属する医学界の収賄《しゅうわい》、女性差別隠蔽《いんぺい》事件などを見ると、とても誠実そうで、その場しのぎの嘘をつき続けている顔をしていない。神経学的には、彼らは生存能力が多方面において高く、スマートに解離が行なえているのではないだろうか。

また、ある紛争地から逃れてきた医学生と話した時にも、「障害となっていない解離現象」を見たことがある。

国際学会で持ち時間の二時間、まじめに自分の研究ポスター（研究発表の内容をポスター大の紙にまとめて展示したもの）の前に突っ立っていたのは我々二人だけだったので、いろいろ話すことができた。

彼は「自分の出身地は世界最古の都市の一つだよ」と誇らしげに語ったが、どうやって爆撃の中を脱出したか覚えておらず、「親兄弟はもうこの世にいないだろうけれども知る手段もないので知りたいと思わず、街はすでに跡形《あとかた》もなく破壊されただろうけれども平気だよ、君が泣いても僕はなんともないんだよ」と表情一つ変えずに言った。

世界の矛盾や暴力に対する怒りを力にするわけではなかった。そうした怒りの連鎖をすべて断ち切り、無から始め、何の足場も持たずに前だけ向いて医者になろうとしているのだった。解離性健忘の底力を見た。ごく当たり前の生活を送り、さまざまな勉強に熱中していた。医学の話はことさら楽しそうだった。とんでもない才能だと思った。

「ヒステリーは最上の表現手段である」

芸術の源《みなもと》にも解離が関わっている。

アンドレ・ブルトンは二十世紀の芸術活動をひろく支配したと言える「シュルレアリスム運動」を率《ひき》いた詩人である（まえがき扉・写真）。シュルレアリスムは詩や文学だけではなく、サルバドール・ダリの絵画などあらゆる二十世紀の表現活動に影響を与え、二十一世紀の現在でもその影響は続いている。

ブルトンさんがいなければ現代詩はまったく別の様相《ようそう》を呈していたので、詩人の私としては逆に知り合いの兄貴程度、尊敬はしているが数々の「奇行列伝」のほうが目についてしまう存在だった。偉大さに釣り合うほど尊大で、釣り合わないほど喧嘩《けんか》っ早い。その彼が詩人になる前に神経学の研修医をしていたことは、岩田誠《いわたまこと》医師（神経内科、東京女子医科大学名誉教授）に教示を受けるまで気に留《と》めていなかった。

神経学の医者だという視点でブルトンさんの著作を見ると、兄貴が医学的にとんでもなく先進的な発見をしていることに気づいた。[*1]

ブルトンは一九二八年に「ヒステリー誕生五十周年記念」と銘打つ奇妙な短文をシュルレアリスト仲間のルイ・アラゴン氏との連名で発表しているのだが、その中でシュルレアリスムの手法は解離症（当時は「ヒステリー」と呼ばれた）の患者さんから着想したと書いているのだ。そして「ヒステリーは病的現象ではなく、すべての点で、最上の表現手段とみなすべきである」と高らかに宣言していた。

シュルレアリスムでは作品を生み出すにあたって、自己の体験や知識をあてにしない。詩で言えば、自らの感情の吐露《とろ》である抒情詩や、自らの体験や歴史のドキュメントである叙事詩とは異なるのである。自らの感情や体験とはなんら関わりのない作品が作られる。それどころか『ナジャ』という兄貴の代表作では「自分が何者か」ということを最初に忘れるよう推奨している。

シュルレアリスムの作法では、書き始めに全体を構想することなく、「自動書記」といって憑依《ひょうい》のような状態で自分の外側から着想が降りてくるのを書き留める。自分が何者かを忘れ、神託のように降りてくる発想に没頭し、書いている間の記憶は失《な》くしてしまう。目的を持たずに書き進め、発想が来れば書き留める作業には麻薬のように嗜癖《しへき》性がある、とブルトン自身の記載がある。こうして見るとこれはたしかに解離そのものである。シュルレアリスムは解離を利用した芸術表現だったのだ。

嗜癖性や憑依と書くとなにやら危なく感じられるかもしれないが、現代詩として今ではこれはごく普通の方法である。

周りの詩人を見渡すと、抒情詩を書いていようが叙事詩を書いていようが、皆、巫女《みこ》さんや巫覡《ふげき》（神に仕えるシャーマン。巫は女性、覡は男性）、あるいはイタコのように見える時がある。日常と全然関係のないところから降ってくる発想をありがたく書き留められるのは極《きわ》めて楽しい。

詩というジャンルに現在、詩人以外の読者はいない。それでも詩人たちは我を忘れて書くことで自由、楽しい、面白いという感覚を謳歌《おうか》して、開かずの扉のような詩集が楽しく編まれ続けている。これも解離だとすると抗うつ作用などの効能があるかもしれない。

俳優たちは「解離」する

健全なる文化活動での「憑依」という言葉は、シュルレアリスムの詩人よりむしろ演技派俳優に対して使われるほうが多いのではないだろうか。俳優の菅田将暉《すだまさき》氏の演技は何者かが憑依しているかのように見えることがあるし、元欅坂《けやきざか》46メンバーで俳優の平手友梨奈《ひらてゆりな》氏のパフォーマンスはほとんど神楽《かぐら》と呼んだほうがいいのではないかと震撼《しんかん》するほど神懸《かみが》かっていることがある。

子どもと一緒に見ているうちに夢中になってしまった戦隊モノのファンブックを隈《くま》なく読むと、役柄の特徴は俳優の性格とは異なるもので、俳優自身も思いがけず、役柄が唐突に出てくることがあるもの（結木滉星《ゆうきこうせい》氏）だったり、演じている間の記憶はないもの（伊藤あさひ氏）のようだ。枚挙にいとまはない。ここに挙げた名前に偏《かたよ》りがあることをお許し願いたい。全名優を挙げるには紙幅が足りない。

憑依系演技を筆頭に、俳優の演技も解離を用いた高次脳機能なのではないか。欧米には昔から演劇、芝居に特化した専門的な高等教育機関がある。最近の報告では、そうした演劇学校に所属する学生に解離のスコアを用いて評価してみたところ、対照群、つまり一般の人よりスコアが高かったというシンプルで明快な結果が出ていた。*2 俳優の熱演というものは脳のどういった機能によって行なわれているのか。

もちろん高度に伝達性を増幅させ、説得力を増した言語表出能力、さらに常人を超える記憶力、それから見たものや言葉で表現されているものをそのまま再現できてしまうミラー・ニューロンシステム（見たものをそのまま理解する神経細胞群）など、さまざまな高次脳機能を駆使していることが考えられるが、そうした高次脳機能の中で、さらに解離という摩訶不思議《まかふしぎ》な機能も用いているのではないかとする見解が追加されたと言いたい。

一九九八年に藤原竜也《ふじわらたつや》氏・白石加代子《しらいしかよこ》氏主演の舞台『身毒丸《しんとくまる》』日本初演を見た。[*3] 本当の初演であるイギリス・バービカンシアターでの演技によって前もって評判が高かったが、舞台マニアでもなんでもない私は、詩人・寺山修司《てらやましゅうじ》（一九三五〜八三）の舞台がどのようにアレンジされるのだろうと文学的興味から訪れ、そこで伝説の舞台を目撃した。

テラヤマ風味《ふうみ》の極彩色《ごくさいしき》の、幻想的な愛憎劇が終わると舞台挨拶に出てきたのは憑《つ》き物《もの》が落ちたように緊張に震《ふる》える十六歳の藤原少年だった。

「何なのだこれは」と、びっくりしてしばらく通った。立ち見席が作られても日を追うごとにチケットが購入できなくなっていった。『身毒丸』の最後の台詞《せりふ》はたしか「名前を失くし、顔を失くし、忘れられるために出て行くのです」なのだが、この言葉は演じるとはなにかということを総括している。精神神経学のつながりからこの言葉を読み解くと、この総括は解離の説明のようで、これを役者に語らせるのは切《せつ》ない。

さて、二〇年前の筆者にはなにか大変なものを目撃したことだけが分かり、それをどう考えればいいかさえ分からなかったので身毒丸という お題の分析から始めた。身毒丸は謡曲《ようきょく》の『弱法師《よろぼし》』、文楽《ぶんらく》・歌舞伎の『摂州合邦辻《せっしゅうがっぽうがつじ》』、説経節『しんとく丸』などを元に折口信夫《おりくちしのぶ》氏が『身毒丸』として小説化したものが原案である。

これを元にテラヤマのほかに三島由紀夫《みしまゆきお》氏も『近代能楽集』の「弱法師」に翻案している。近藤ようこ氏の『妖霊星《ようれいぼし》』もこれらの翻案漫画である。愛憎を一身に背負うことで病いにかかり失明した若者が、彼を探しに来た女性の祈りや神様仏様の功徳《くどく》によって治癒《ちゆ》するというのが本筋である。

「無の境地」に達した時、外から「何か」がやってくる

能は田楽《でんがく》や神楽など神事に由来し、歴史上、神託と演劇とをつなぐ位置付けにある。能楽師は演じている間、何を考えているのだろうか。

文学部でクラスメートだった観世流《かんぜりゅう》能楽師の武田宗典《たけだむねのり》氏に、能舞台で面をつけて演じる時、どのように演じているか、演じるとはなにかを学生時代に尋ねたことがある。

すると、考え込んだ後、「無《む》」だという答えが返ってきた。覚えた所作《しょさ》を無から呼び出す作業をしている、所作の意味などは学者が考えることであって能楽師は考えてはならない、無であることが大事だと教わる、という答えだった。個人的な見解だけど、と加え、おそらく能が、神楽など神事の流れを汲《く》むからではないか、だから何かを降ろすように演じるのではないかと思うという答えだった。

今では重要無形文化財総合指定保持者となった武田氏に二〇年ぶりに同じ質問をしてみた。

「観客の方々の無意識の領域に働きかけ、想像力をかき立てられるように心がけています。自分自身の〝演じたい〟という意識が勝《まさ》り過ぎないよう演技者としての創意工夫は内《うち》に秘め、能が長年培《つちか》ってきた技法に一人一人の演技者の思いが加わることで、人を癒《いや》す力や本当の意味で人を心の底から感動させられる何かが出来上がると思っています」との返答を得た。

能楽師がまず身につけるのは、自らを無にして、自分の外からやってくる表現を待つ——これが解離以外の何であろうか。

加えて観客にも同じ解離、無意識の解放を促《うなが》している。そしてその効能を当然のように演技者が提案していることに驚いた。

二〇一六年に彼が『弱法師』を演じるのを観た。弱々しい病者が徐々に、生に満ち溢れた聖者に反転していくエネルギーを所作から感じた。光り輝くようだった。俊徳丸《しゅんとくまる》（身毒丸）は謡曲でも現代劇でも、生と死のあわいに揺らぐように立ち現われる。

室町時代を、将軍の寵愛《ちょうあい》から佐渡島《さどがしま》への流刑《るけい》まで駆け抜けた、能楽師であり指導者であった世阿弥《ぜあみ》は解離に関してなにか書き残していないだろうか。『風姿花伝《ふうしかでん》』は合理的・実務的な役者論である。謎めいたところが少なく、世阿弥は極めて現代的な知性の持ち主だったことが分かる。

ただ一点、とてつもなく謎めいて興味惹《ひ》かれる言葉がある。冒頭の一言「それ、中楽延年《さるがくえんねん》の事態《ことわざ》である。いくつかの解説にあたってみたが、「能は寿命を延ばすめでたい芸能である」という意味らしい。

演じる側の長寿は、演技というものが解離だとすれば、それはストレスによるダメージを回避する一つの方法だから理にかなっている。そして、世阿弥もまた現代の能楽師と同じくここで当然のように観客の長寿を言祝《ことほ》いでいる。

見る側の長寿は何によるのだろうか。見る側も同じく「無」、物語への集中、瞑想状態に惹き込まれることによるのだろう。舞台芸術の持つ生命力なのか幸福感なのか分からない、あの異様な力に惹き込まれたことがある身としては、とてもうなずけるものがある。長寿をもたらすなにかだとすれば、医学的にも放ってはおけない。だがこれはまったく解明に着手されていない今後の課題である。

物質としての脳の中で、心はどこに宿るのか。アイデンティティ、一貫した自己意識とは何か。死後にも続く不滅の魂はあるのか。続く章では、脳神経内科の日常診療で出会う現象を手がかりに探っていく。

第一章　魂はさまよう

——体外離脱体験は「存在」する

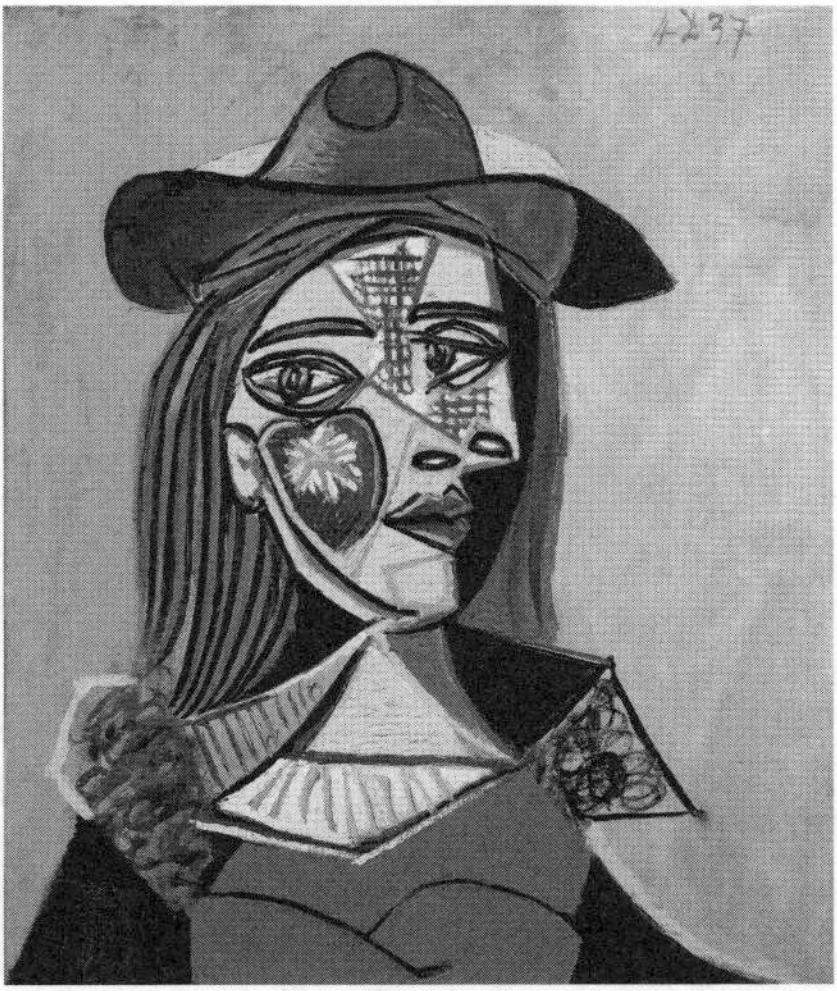

パブロ・ピカソ《帽子と毛皮の襟をつけた女》、
本文33ページ

エピソード　「産後一ヶ月目の頃、幽体離脱した」患者さん

聞き手　会社の後輩

当時は一ヶ月間まともに寝てなかったのでとうとう気が狂ったかと思った。子どもはかわいくてしようがない。でもテレビで、泣き止まない乳児に手を上げたというニュースをみると、他人事ではなくどきっとする。一時間も泣き止まない時はただもう逃げたい、それだけになる。どんな育児本も、二四時間連続労働が続くなんて書いてなかった。どうしてこれでほとんどの人が死なずに、気が狂わずにやり過ごせるのか分からない。

まだこの子が生まれてすぐの頃、夜十一時くらいにだっこしたままソファでうとうとしていたら、家のドアをドンドン叩《たた》く音がして、目が覚めた。

インターホンがあるのにドアを乱暴に叩くなんてどういう用事だろう、怖い、と思って、息を潜《ひそ》めていると、三十歳代の男性二人の声で、「すいませーん」

「いないのかなあ」という会話が聞こえた。

扉の穴から覗《のぞ》くと、スーツを着た足元が見えた。なぜか顔が見えない。スーツの二人組がウチに用事があるはずがないのでじーっとしていると、帰ってくれたのかしーんとしていた。しばらくしてからドアを開けると誰もいないのでほっとして、マンションの廊下に出てみた。

それから気持ちの良い夜風《よかぜ》につられてエレベーターを降りて、道路向こうの駐車場まで行くと夫が車でちょうど帰宅してきた。駐車場でおかえりと声をかけたけれども向こうは全然気づいていない。赤ちゃんの世話に明け暮れる私は、夫にとってはここにいないも同然なんだ、とウツッとした気持ちがやってきた。

でもなんかおかしいなと思ったら、自分は割《わり》と高いところから夫と車を見下ろしていることに気づいた。見下ろした手前に見えた自分の足は靴も履《は》いていないし、なにより透《す》けているっていうことにさらに気づいた。

とっさに、あ、これ、魂が出ちゃってるんだわ、と焦《あせ》って、道路をすーっと渡って、エレベーターをすーっと上がって部屋に戻ると、私が赤ちゃんをだっこしたままソファでうたた寝している姿が見えた。頭の方から戻ってみるとすっと戻れた。

これが幽体離脱《ゆうたいりだつ》ってやつだ、でも夢かなと思ってぼんやりしていると、夫が帰宅した。ってことは夢じゃなくて、外で見てきたことは本当のことなんだ、と驚いた。「ただいま」と言われて、「おかえり」と言おうとしたけど身体も動かず、声もしばらく出せなかった。

今までオカルトなんかに興味なかったのにオカルト体験をしてしまった。涙もろくもなっているから育児ノイローゼ、産後ウツってやつかもしれない、精神科にかかったほうがいいかなと思って、一ヶ月健診で産婦人科の先生に相談した。

健診を担当した先生は、よく分からないなと首をひねった。精神科的な問題か分からないのでまずは脳神経内科で念のため脳炎や脳腫瘍《しゅよう》やてんかんなどがないことを検査してもらったほうがいいと脳神経内科に紹介してくれた。

脳炎や脳腫瘍の検査は怖いな、時間がかかるんだったら困るな、正直、検査はしたくないな、なんて思いながら診察室に入った。

今度の先生は話を聞いて、睡眠時間が今、どれくらいなのかを改めて確認した。私は、細切《こまぎ》れで合計三時間弱であることを伝えた。それからこれまでの病気や怪我について質問されて、目の位置をみたり、手でキツネの形を作らされたり、関節をゴムハンマーで叩く、変な診察が続いた。

こういうことが何度目なのか、頭痛や筋肉痛などが残ったか、などを聞いてきた。全然ない。初めて。オカルトにも興味ない。アルコールもコーヒーも口にしていない。それから母乳の放射能汚染が怖いので検査はしたくないことを伝えた。

すると頭部CT検査で母乳が放射能汚染することはない、その心配はゼロだと説明してくれた。でも今、意識が曇《くも》っているだとか、痙攣《けいれん》があるだとかないならば、すぐ検査が必要というわけではない。問診《もんしん》の中に今回経験した「幽体離脱」が何によって起きていたか説明できる、重要な要素がいくつかあると言った。

まじめに「今回の幽体離脱が起きた原因として考えられることは」とか言い出すんだよ。びっくりした。「幽体離脱」は「体外離脱体験」と言って、医学的には知られた現象なんだって。

睡眠が不規則でうたた寝から起こされてはまた寝入るという生活を強《し》いられると、睡眠麻痺、いわゆる「かなしばり」に遭《あ》いやすい。そういえば「かなしばり」なら学生の時の徹夜や修学旅行で経験があるなと思い当たる節《ふし》があったんだよね。

その睡眠麻痺に、ドアを叩く音だとか、話し声だとかの夢が混ざったり、人影などの幻視《げんし》みたいなものが見えやすくて、そういう体験の中のレアなものに体外離脱体験があると先生が言った。

睡眠麻痺は疲労や不規則な睡眠が惹き起こしやすいから、睡眠に連続していたならば、それが一番考えられる。

だから今日は早く帰って、できれば家族の協力を得て寝かせてもらうか、全然それが期待できなかったら赤ちゃんが寝た時には寝る。隙《すき》を見てとにかく寝て、自分の身体を大事にするように、って言ってもらえて安心した。そう言われるまで自分が医学的に限界超えてるんだって気づかなかった。

今や明らかになった「体外離脱」のメカニズム

自分の身体こそが自分自身の本質であると感じている人はどれほどいるだろうか。生まれて、子ども時代を過ごし、大人になり老成していくという段階を経《へ》て、人は、カブトムシや蝶ほどではないものの、姿形《すがたかたち》を大幅に変えていく。

おそらくそのような見た目の変化を実感していることもあって、だいたいの人は、自分の本質は身体とは別の何か、つまり「心」や「魂」であって、この身体はその本質が宿っている借りもののような感覚を持っているように思う。

お盆やお彼岸《ひがん》にお墓参りに行く人は多いと思うが、肉体が滅びた後も、故人の魂という存在がどこかにあって、心の中で話しかけたり、思いを馳《は》せたりすることはごく当たり前のことである。世界中どの地域でも普遍的に「魂」という概念が存在する。この概念の基《もと》となるような脳神経基盤として、体外離脱体験や、それに関する脳の部位があるのではないかという仮説がある[*1]。

体外離脱体験 Out-of-body experience は、身体から心が分離してしかも飛び回るような実感を伴うため、普段は漠然《ばくぜん》としている「魂」や「心」というものを鮮烈に感じることができる現象だ。体験自体は冒頭のエピソードで語られたように奇妙で、さらに、ありふれた体験ではない。普遍的な概念である「魂」の根拠としてよりも、むしろ「幽体離脱」

としておなじみの現象である、と言ったほうがいいかもしれない。

幽体離脱は日本では南方熊楠《みなかたくまぐす》(一八六七〜一九四一、民俗学者、生物学者)が自身の経験を日記や書簡にたびたび記録していて、科学的考察の先駆者であることが知られているが、[*2]これまでどちらかというと、現象自体が半信半疑であるかのような扱いをされてきた。しかし二十一世紀に入り、実際にこういった体験をする人が存在するということが、それを惹き起こす脳の機能とともに脳神経学分野で明らかになった。

実は今や、体外離脱体験は数ある脳機能の中でも、その中枢がはっきりと証明されている言語機能(ブローカ野・ウェルニッケ野)と並んで、脳のどの部位にその現象を惹き起こす力があるかがはっきりとしている生理現象なのである。

すなわち、体外離脱体験は「側頭頭頂接合部《そくとうとうちょう》」と呼ばれる、①側頭葉の後方で、②頭頂葉の下方、そして③後頭葉の前方という三つの領域が境界を接する部分が活動することで惹き起こされるものである。[*3]そして、その現象は広義では「自己像幻視」、つまり自分を客観的に目撃したと感じる現象の一つに分類されている。

図1 側頭頭頂接合部

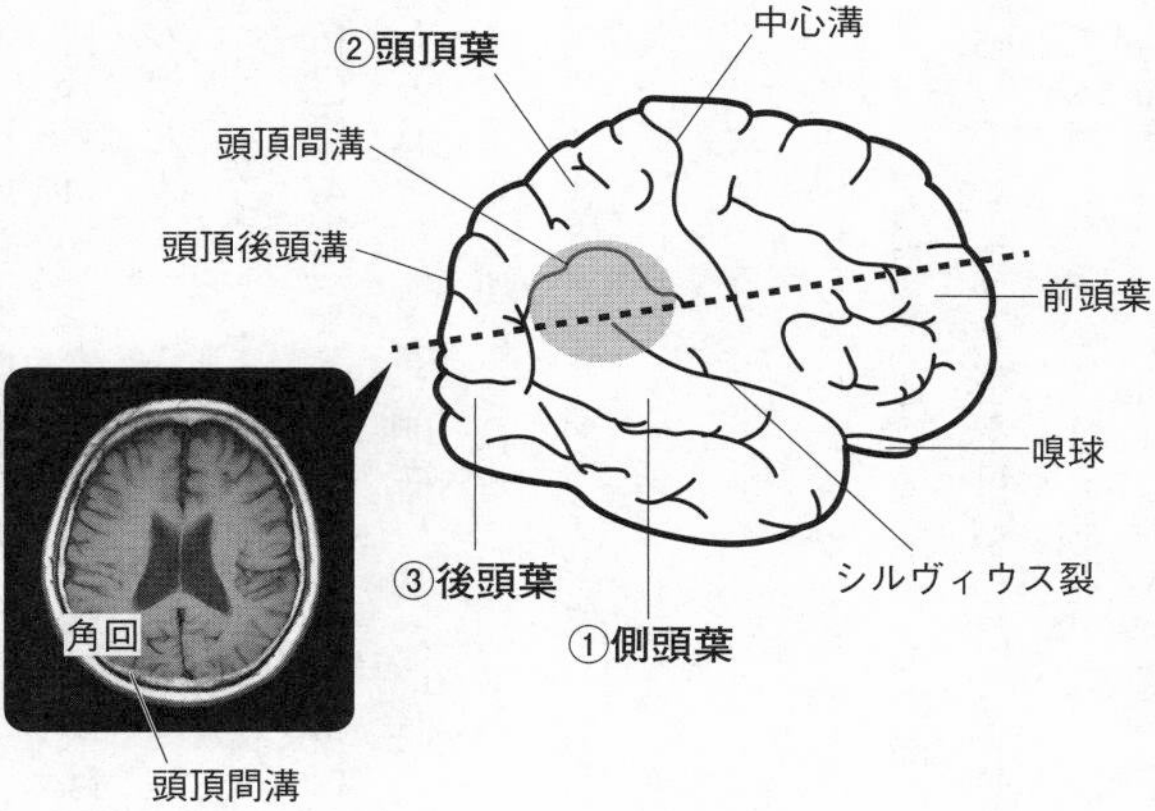

右脳を外側から見た模式図（右が顔側になる）。中心溝から前が前頭葉、後ろが頭頂葉、またシルヴィウス裂の下が①側頭葉、頭頂後頭溝の下が後頭葉である。

側頭頭頂接合部（図・灰色の部分）は下頭頂小葉に位置し、角回《かくかい》（断面写真参照）を含むと考えられている。ここは聴覚を司《つかさど》る①側頭葉と、体性感覚や前庭感覚を司る②頭頂葉と視覚を司る③後頭葉の境目にあり、こうした複数の知覚を統合する部位と考えられている。

病院受診時におなじみのMRIでも、角回を確認できる。写真は点線部の高さの水平面を描き出したスライスである。（角回の同定は平山和美編著『高次脳機能障害の理解と診察』中外医学社、2017を参考にした）

「ドッペルゲンガー」には医学的な分類がある

自己像幻視、自分を目撃してしまうという現象は、一般になじみのある言葉で言えばいわゆる「ドッペルゲンガー」である。

医学的には autoscopy《オートスコピー》 と heautoscopy《ホートスコピー》 と体外離脱体験の三つに分類されている。*3 autoscopy は「自己像幻視」と訳されることが多いが、heautoscopy には適切な訳語がまだなく、それぞれどれを指すのか明確にしたい時にはオートスコピー、ホートスコピー、とそのままカタカナにして述べられることが多い。個人的にはオートスコピーは「自己像幻視」、ホートスコピーは「二重身」を当てたいが、統一見解ではない（ドストエフスキーの小説『二重人格』はドッペルゲンガーを意味するロシア語で書かれており、当初の邦訳は『二重身』だったという）。

「見た」とか、「見てはいけない」とかいう話で、修学旅行で盛り上がる有名な、あの「ドッペルゲンガー」にあたるのは、この三つの中のうち「オートスコピー」だ。「あれは自分だ！」と直感してしまう人影を目撃したと感じる現象を言う。臨床報告では自己像幻視の三分類の中でもオートスコピーが最も少ない。

脳というものは部位によって固有の働きを持っている。だからさまざまな理由で、ある個所が働き過ぎたり働きが落ちたりするとその原因を問わず、同じ症状が出る。原理的には、片頭痛《へんずつう》の前兆でも、悪性の脳腫瘍でも、同じ部位に働きの変化が出れば同じ症状が出る。ただし、それぞれの出現の仕方や持続時間は異なる。

オートスコピーの原因となるのは後頭葉であるようだ、ということが報告されている。そしてオートスコピーを惹き起こすような後頭葉の機能変化は、脳腫瘍によるものが多い。脳腫瘍全体ではまれな症状だが、オートスコピーの原因としては脳腫瘍が多いのかもしれない。

ホートスコピーでは、自分が分裂して、確固たる自我を持つ自分自身がありながらもう一人、まるっと自我を保つ自分が外部に存在することを目撃してしまう。どちらが本物か自分でも分からず、しかも互いの意識が侵入し合う。不快だと感じることが多いとされている。ホートスコピーは側頭葉機能の変調が原因とされ、その側頭葉の内側には扁桃体《へんとうたい》という、感情や快・不快を司《つかさど》る部分がある。そのために不快な感情を呼び覚ましやすいのだろう。

私の中の天使と悪魔――ホートスコピー

「二人に分裂した意識が侵入し合う」、こう書くとそんな現象はあまり聞いたことがないように思うのだが、ギャグ漫画などで主人公のモノローグの際に二人の自分の意見が食い違って押し合いへし合いするような場面は、ホートスコピーに似ている。個人的にはあれはホートスコピーのカジュアル版なのかなあと思っている。

漫画の表現では特に、ダイエット中にケーキを食べるかどうかだったり、好きな女の子のいかがわしい想像をするかしないかだったり、欲に関わる表現で用いられ、古典的、ベタな表現だと悪魔の格好をした自分と天使の格好をした自分とが喧嘩する。

自己像幻視は片頭痛《へんずつう》や脳腫瘍などの病気で見られる、と先ほど書いたので、そうした主人公が病気なのか、とか作者がそういう病気なのか、と疑問を呈する人がいるかもしれない。そうした誤解のないように少し付け加えたい。

先ほども少し触れたが、脳のそれぞれの部分は固有の働きをしている。だから、その部分が刺激されると、そこの機能一式が作動するような収納のされ方をしている。

脳腫瘍やてんかんなどで脳のとある部分が刺激された時に出てくる症状も、元々はその部分の脳が持っている「生理的機能」つまり、正常機能である。脳に正常に備わっている機能が極端な形で作動される時には、たとえばてんかんになる。

脳機能の極端な形の発現は、病気の診断からは「典型的な病型」と呼べるので、典型的なホートスコピーが出たならば、それに対応する脳の病変を探しにいくべきだろう。

だが一方で、己《おのれ》の欲望の葛藤を擬人化して語ることはホートスコピーと類似してはいるが、病気としてのホートスコピーとしては非典型的である。この場合は脳に何らかの病変があると考えるのではなく、脳本来の機能の発動と考えるべきだろう。

これに限ったことではないが、病気と正常の間は連続したグラデーションになっており、はっきりと区別できるのはそれぞれの両端だけなのだ。

話を戻すと、ホートスコピーと「悪魔と天使の私たち」が似ているならば、葛藤や思考の擬人化、自己の客観化や自己批判という思考プロセスの生成に、ホートスコピーを惹《ひ》き起《お》こす側頭葉が関与していると考えることも可能であろう。

ピカソに見えていた「世界」とは

漫画や芸術表現には、これは脳の働きの正確な描写だとはっとさせられることがある。

たとえば、中期以降のパブロ・ピカソが描いた肖像画（章扉・写真）は、複数の角度から見た顔の構成要素が、丸や四角などの図形に近い形で一枚の平面に表現されたりする。

美術表現としてはキュビズム（立体主義）という表現方法だが、脳神経内科的には、あれは後頭葉《こうとうよう》や頭頂葉《とうちょうよう》に散らばる「顔」や「目」、あるいは「丸」や「三角」といった図形などの視覚対象の処理過程を見せられているようにも感じられる。

通常「顔」を見る場合、「誰々の顔」「斜め横顔だ」「笑顔だ」「美人だ」というような認識は瞬時に統合されて意識の座に上がってくるのだが、脳の中では「物なのか顔なのか」「誰」「向き」「表情」「好み」などの要素は分解されて別々の脳の部位で認識されていると考えられている。

以前観光で訪れたバルセロナのピカソ美術館で、膨大な量のキュビズム時代の作品をぼんやり見ていた時に、脳の働き方をピカソがまるで知った上で描き上げているのではないかと、ふと考えて驚愕《きょうがく》したことがある。

「ゲルニカ」など物語で問いかけてくる作品の迫力とは異なり、ピカソの肖像画はそれまでさっぱり魅力が分からなかった。

とてつもなく美しい恋人の顔を、どうしてあのように歪《ゆが》ませなければならないのか。意味不明だったのだが、急激に脳の各部位で処理されている要素まで分解して人物を提示しているのだと合点《がてん》が行くと特別な絵になった。画家が「人物を見るとはどういうことか」を徹底的につきつめた結果なのではないかと思う。

岩田誠《いわたまこと》氏（12ページ前出）によると「総合的キュビズム時代のピカソの絵画は、ヒトの脳における視覚情報処理機構のうち、頭頂葉と後頭葉の移行部である背側《はいそく》経路を使わずに側頭葉と後頭葉の移行部を通る腹側《ふくそく》経路だけを使って見た視覚世界なのではないか」という分析になる。*4 ピカソの直感についてなんとなくぼんやり感じたことに科学的な説明を得ることができた。こういうことだったのか。

視覚の背側経路には、対象の空間・位置情報が入っており、腹側経路には相貌《そうぼう》（顔かたち）の認識などが入っている。視覚が同時に処理される複数の経路のうち一つの経路をブロックして認識した結果がキュビズム作品ということになる。

脳で同時処理される複数の経路のうち、一つの経路を意識的にブロックすることなど、できるだろうか。

個人的には、芸術家にはそんな芸当ができる人がいてもよいと思っている。いや、それができるからこそ芸術家なのだ。それぞれの芸術家は高次な脳機能――人によって言語だったり、あるいは演技表現だったり、そして絵画だったり、音楽だったり――を突き詰めていく。その結果、一部の人はピカソのような境地に至るのではないだろうか。あるいは元々、脳の経路がどこか欠落しているために、残る別の経路が分離されたり強化されたりすることで芸術表現に至る場合もあると思っている。

能力の「おしくらまんじゅう仮説」

「おしくらまんじゅう仮説」という、一風変《いっぷうか》わった能力論・芸術論が河村満《かわむらみつる》氏（神経内科、昭和大学医学部名誉教授）によって提唱されている。脳の機能においては「ある機能が障害を受けて低下するとその分、他の機能が亢進《こうしん》・向上する場合がある、すなわち脳機能はせめぎ合う場合がある」とするものである。[*5]

つまり、何かが欠落すると、常識を超えた別の何かが膨れてきて、それが芸術や数学など、いびつでありながら完成した、たぐい稀《まれ》なる結実を見ることがある。傑出した能力というのは、ほかのとんでもない欠落の影だったりする。とすれば、ピカソはまさに好例ではないだろうか。

また別の学者の中には、ピカソが片頭痛発作の前兆としての後頭葉症状で、変形視《へんけいし》を実際に経験して、模写のように描いたのではないかと考える人もいる。

片頭痛の前兆自体は閃輝暗点《せんきあんてん》といってギザギザの光を見るとか、丸や四角などの図形的な要素を見るといったシンプルなものだが、これを記録した人は歴史上、芥川龍之介《あくたがわりゅうのすけ》など比較的天才寄りの人物に多く存在する。*6

前兆たるものの性質として、数分から数十分で消えてしまう体験であり、寝込んでしまうようなひどい頭痛が続いて起こることが多いから、ただ単に片頭痛持ちだから芸術表現に至るというものではないだろう。いずれにせよ、芸術家に舞い降りる着想というものは、科学的な説明の成立より何年も先を行くことがある。

脳科学が明らかにした「体外離脱体験」

オートスコピー、ホートスコピーに続く、第三の自己像幻視が体外離脱体験である。気がついたら意識が自分の身体の外にあり、多くは空中をさまよい、通常より高い視点から置き去りにした身体を目撃するような感覚体験になる。

遡《さかのぼ》ってみれば一九五〇年代にはすでに、科学者間の厳しい査読《さどく》を経た、信頼できる神経学雑誌に、てんかんの患者さんの体外離脱体験はオカルトではなく、特有の感情を伴う医学的な現象であることが報告されていた。*7 だが、その報告はその後、長い間広く認知されず、客観的な議論はしばらく見られなかった。また、体外離脱体験を生理現象として捉えようという少数派の提案に対して、大多数の科学の論客は当然のように否定した。

小児精神科医として多くの子どもを看取ったエリザベス・キューブラー＝ロス（一九二六〜二〇〇四）は、患者さんでの経験の蓄積のほか、自らそれを体験した最初の医学者である。ロスは自らの体験談として、時に涙を流しながら「臨死体験 Near-death experience としての体外離脱体験は存在する」ということを力説する講演をその後、長い間行なっている。ことに日本では立花隆《たちばなたかし》氏が、『臨死体験』（一九九四年、文藝春秋）というノンフィクション作品の中でロスにインタビューをしているので、彼女のことをご存じの方は多いだろう（臨死体験は「魂」の考察にひじょうに重要であると思われるので別項で述べることにする）。

さらに一九八〇年代には、自動車事故による脳挫傷《のうざしょう》から起こるてんかんでの体外離脱体験が報告された。*8

とある脳の症状が、てんかんや脳挫傷、脳卒中、脳腫瘍の症状として報告されることには、脳の機能を解明するにあたって学問的に極めて重要な意義がある。それは、その症状が起こしている脳の部分がどこであるのかを、脳波や頭部ＣＴ、ＭＲＩあるいは脳外科手術などで突き止める契機になるからである。片頭痛や、正常な機能の一環として症状が出る場合には、脳波や頭部画像で確固たる異常の検出はむずかしいので、追求の手は限られる。

fMRI（機能的磁気共鳴画像装置。ファンクショナル・エムアールアイと読む）やPET《ペット》というマシンによって、脳機能の「見える化」は進んでいるように見える。しかし、つねに働いている脳の機能の中から一つの機能に関与する部分を、たとえfMRIであっても可視化するには、実験系の工夫をし、それと同時に、検査している短い時間に都合よく、珍しい症状を呈してくれる人を何人も探し出し、その結果を加算や割り算する必要がある。研究者たちが練りに練った実験系の中で研究目的だけに運用しているのがfMRIの現状で、まだ臨床応用されていない。

さてそういった中でも、極めて特異な、科学的に証明し得るセッティングで再現性をもって確認された自己像幻視こそが、体外離脱体験である。

二十一世紀の初めに、てんかん手術に際して脳を開いて、右脳の角回《かくかい》という脳の領域を含む「側頭頭頂接合部」（前出）、すなわち側頭葉と頭頂葉と後頭葉のつなぎ目である部分に電極を刺して脳を刺激したところ、体外離脱体験が誘発された、という一報が出た。[*9] 以後、オセロの黒が白へと反転する速度で、「そうした現象はどうせ誰かの思い込みや迷信の影響、オカルトだろう」という半信半疑から、確証を持って「存在する」という脳科学の場へと議論が移された。

オラフ氏の「医学的発見」

ご承知のとおり、脳細胞は微弱な電気を流しており、脳は電気信号によって思考や運動などの脳機能を発動させ調整している。筋肉も同じく電気信号によって動く。だから心電図で心臓の筋肉の働きを可視化させることができる。心電図と同じく、脳の働きも電気信号を拾って感知することができる。

てんかんという病気は、脳の電気信号に異常が起きる現象である。通常、こうした異常を抑えるために、電気信号を安定化させる内服薬を用いているが、これが効かない場合には外科的な治療を行なうことがある。

てんかんの外科的な治療法として、脳を部分的に切り離す手術がある。それによって電気信号の異常が脳全体に広がらないようにするのである。その切除術では、てんかんを起こす脳の部分と正常な脳の部分をはっきりと区別するために、脳波記録を取りながら電気刺激を入れて確かめる。

手術室で意識のあるままで、頭皮に部分麻酔を施して切開し、頭蓋骨を一部外《はず》して、硬《こう》膜《まく》（三重になっている脳脊髄《せきずい》膜の、最も外側にある硬い膜）を開いて脳を露出させ、脳の表層で拍動《はくどう》する赤い動脈と青い静脈をかき分けて、電極を白っぽい脳に刺し込む。

頭皮や血管には痛みを伝える神経が張《は》り巡《めぐ》らされているが、脳自体にはそうした神経はないので、脳を開いて触っても刺しても痛みはない。また、そうしている間にも患者さんは目覚めていて、会話ができる。だから、患者さんと会話しながら、電気刺激をして、病気を起こす部分を切り離しても言語や記憶に支障がないかどうか確認しながら、手術部位を特定していく。電極を差し入れ、刺激を与えた時に言語や記憶に問題が起きれば、そこは切除しないということになる。

オラフ・ブランケ氏という、どこかで馴染みのあるファーストネームを持った脳外科医がある日、こんな手術前のルーチンワークとしての電気刺激を行なっていた。

右側頭葉と頭頂葉と後頭葉のちょうど境目の部分に電極を刺し、弱い電気刺激をしたところ、患者さんは「ベッドに沈み込む感じ」や「高所から落下する感じ」などがあるとオラフに告げた。さらに刺激を上げると「ベッドに横たわる自分を高い所から見ているが、見えるのは足と体幹《たいかん》下部だけ」と訴えた。手術チームは即座に「これは大変だ、この場所の刺激で体外離脱体験が起きた」と驚き確認し、そして報告した。*9

なぜ今まで報告されなかったのか

側頭葉を原因としたてんかんで、たくさんの種類の抗てんかん薬の内服でも発作が何十回も繰り返される場合、次善の方法として、側頭葉の原因部位を切り離す手術は日常茶飯《にちじょうさはん》事《じ》とは言わないまでも、まあまある手術である。だから、こうした部位を脳外科医が電気刺激する機会は二十一世紀を待たずしてあったかもしれない。

しかし、こんな荒唐無稽《こうとうむけい》なことをお医者さんに言っても仕方ないと患者さんが思ってもこの発見には至らないし、医者の側が、また何だかおかしなことを言っていると思ったり、あるいは「いつもここを刺激するとなぜかこうなるんだよね、でもとにかく手術、手術」と、目的外の事象をスルーしてしまうタイプの人なら、こうした発見には至らない。

自分の身に起きた出来事を正確に言語化できる患者さんと、「ええ!? それは体外離脱体験じゃないか！ たいへんなことだ！」と気づくお医者さんとの間に「率直に伝えよう、論文にして世の中に問うてみよう」という信頼関係があったから、初めてこの発見はなされた。

この報告は最も信頼と注目を受ける科学雑誌の一つ、Natureで行なわれた。その後、ほかの研究グループからも、医学雑誌の中で同様に信頼されているNew England Journal of Medicineにおいて、留置電極による同様部位の電気刺激というセッティングで確認された。[*10]「電気刺激による誘発」はあまりに明白だったため、たった数人の患者さんにおける出来事でも完全証明となった。

このように、極めて正確な脳部位を探し当てることができた報告によって、これまで懐疑の目にさらされてきた臨死体験での体外離脱体験も、文化的・宗教的な観念を元にした思い込みや作り話というわけではなく、人類の脳機能を基盤に持つからこそ特定の文化圏を超えて共通する現象であることがようやく分かったのである。

そして、脳の側頭頭頂接合部への電気刺激で臨死体験と同じような体外離脱体験を惹き起こすということは、つまり、死に臨《のぞ》む時に働く脳の場所は側頭頭頂接合部なのではないか、と推測することもできる。

自発的に体外離脱できるという特技を持った人に、fMRIに入ってもらってみたら、左側頭頭頂接合部などの活動亢進《こうしん》がみられたという報告もある。[*11]「自発的に体外離脱できる」という一見、「他人様《ひとさま》に告げてはならないような気がする特技」も、打ち明ける相手によっては明日の世界を変えることにつながるかもしれない。

さてその後、体外離脱体験は臨死体験というレアなセッティングよりも「睡眠麻痺」というもっと日常に近い状態で経験されることが多いことが分かってきた。*12 睡眠麻痺は、睡眠障害国際分類において記載されている睡眠時の症状の一つで、別名「かなしばり」とも呼ばれている。*13

国際語になっていた「カナシバリ」

睡眠麻痺は、英語でsleep paralysis（スリープ・パラライシス）と呼ぶが、医学用語でKanashibari（カナシバリ）でも通じる。Tsunami（ツナミ）のような国際語であるようだ。実際、筆者の経験でも、外国人の患者さんにもKanashibariで通じた。

かなしばりは、寝ようとする時や起きがけに身体が動かせないということに気づいて、恐怖を感じる状態である。

人間は睡眠中、脳幹《のうかん》という、ほかの動物種にも共通した古い脳の部分で“flip-flop switch”と呼ばれるスイッチを切り替えて、筋肉の力を抜いたり、音や光、重力の感覚信号が意識に上らないようにしている。[14]家庭の壁にある、照明のスイッチだと思ってほしい。

その際、感情を司《つかさど》る脳部位である側頭葉内側の「扁桃体《へんとうたい》」の血流増加のほか、右「背外《はいがい》側前頭前野《そくぜんとうぜんや》」と右「頭頂葉」の血流低下が見られることが分かっており、これらの変化が夢に対応しているのではないかと考えられている。かなしばり中には人影が見えるなどの幻覚を伴うこともあり、これはレム睡眠での夢と類似していると考えられている。[15]

スイッチが睡眠状態のまま、意識の座である大脳などの脳の新しい部分だけがうっかり目覚めてしまうことがあり、そうすると起きているのに身体は動かせないし、現実の感覚入力はない状態になる。睡眠によって感覚情報入力が遮断《しゃだん》されることで、脳の中で偽《にせ》の知覚情報が生じるのではないかと仮定されている。[1]

現実の感覚入力がない時に、脳は「イメージ感覚」を自然に流す性質がある。手足を事故などで切断してしまったあとにも自分の手足があるように感じる現象「幻肢《げんし》」や、失明した方が実に色彩豊かな幻視をみる「シャルル・ボネ症候群」などが知られている。かなしばりでも同様に、脳の睡眠状態により感覚入力がないため、幻覚を経験しやすい。

かなしばり経験の頻度は、多めに見積もって二人に一人とされる。珍しい現象ではない。[16]身体を動かせないことのほかに、人影の幻視や声、ノック音、足音などの幻聴を聞く人もいるが、かなしばり時の幻覚経験は頻度としては下がる。さらに、触られる、舐《な》められるなどの幻触《げんしょく》、浮かぶ、飛ぶ、落下するなど重力感覚の幻覚（前庭性《ぜんていせい》幻覚）、歩く、飛んでいくなどの運動性幻覚、そして体外離脱体験も伴うことがあるが、これは幻視などよりさらに珍しいとされる。*17

ペンシルバニア大学の民俗学者ハフォード氏は、民間伝承の「夢魔 nightmare, incubus, intruder, old hag」とは、このかなしばりでの幻覚やかなしばり現象そのものだろうという仮説を立て、数々の民間伝承や夢魔としての経験例を多数詳細に記録している。*18 彼の本（『夜に訪れる恐怖』川島書店）の訳者の一人である福田一彦《ふくだかずひこ》氏（心理学者、江戸川大学睡眠研究所所長）は睡眠中の脳波記録を使って睡眠麻痺を分析し、ナルコレプシーという病気で見られる特有の検査結果が、ナルコレプシーのない人の「かなしばり」においてもみられることを報告している。*19

ナルコレプシーとは、自己免疫疾患の一つで、極端な眠気による突発的な睡眠、笑ったり泣いたりで脱力してしまう発作、睡眠麻痺などを呈する病気である。

ナルコレプシーのない人を集め、寝ているところを無理に起こしてまた寝かせると、二人に一人の確率で、寝入った直後に夢を見る脳波が出た。これがかなしばりの正体なのだ。*20

これは、本章冒頭のエピソードでいうところの、夜中にうとうとしようとすると赤ちゃんに起こされて、世話をしてはまたうとうとする、という場合などがあてはまるだろう。

「病院の怪談」はなぜ多いのだろう

かなしばりは強い恐怖を伴うことが多い。

山岳怪談というジャンルがある。山小屋で一人で寝ていると、行方不明者が訪ねてきて、翌朝、亡骸《なきがら》の居所が分かる、などである。山のような極限状態で、恐怖を伴う不思議な現象が見られやすいのなら興味深い。

山ほどではないと思うが、病院怪談もまた多い。

患者さんから、「以前の入院中にお化け見ちゃった」と言われることはよくある。医療従事者で集まっても、当直室での恐怖体験が好んで交《か》わされる。

高知大学脳神経内科学教授の古谷博和《ふるやひろかず》氏は、運転中のお化けの目撃談は「ハイウェイヒプノーシス」(highway hypnosis、高速走行を二時間以上続けた場合に眠くなる現象)による機序《きじょ》(発症の仕組み)だなど、お化け話の神経学的分類を報告しているが、[*21]偉い先生がこうした話に参加してくれることは例外的で、病院の怖い話はだいたいが研修医や新人ナースなど、慣れない若手で、いずれも激務の真《ま》っ只中《ただなか》にある者たちが集まった時に語られる。

生死に関わる場所という、ハードの方が原因だと思っていたが、どうやら違うようだ。入院中の患者さんはなかなか安眠できない。そして夜中の当直で、寝る間もなく呼び出される若手医療者も同じく安眠とはほど遠い。

「かなしばり」が恐怖体験の一つの出方だとすると、病院での怪談話は睡眠の強制中断と再睡眠を繰り返すというソフトの方に要因があったと言える。「病院だから本物のお化けだ」という証明より「激務によるかなしばりだったんだ」「寝ぼけた人が見間違えた」のほうが怖くないので、飛びつきたい仮説である。

入院中の患者さんの場合にはほかにも幻覚妄想を伴う要素として「せん妄《もう》」（意識障害の状態の一つ。外界からの刺激に対する反応は低下しているが、内面における錯覚、妄想があり、興奮、不穏状態を示したり、うわごとなどを言ったりする）も挙げられるが、かなしばりはその間の記憶が残る一方で、せん妄はその間の記憶をなくしてしまう。せん妄でお化けに騒いでいた患者さんに後から「何月何日の、あの時にはっきりとお化けを見たよ」と告げられることはない。

つい最近まで医者の世界では、事実上の七二時間連続勤務が月に何度かあることなど、若い時代の働き方として、それが当たり前であった。

長時間労働を美徳とする日本の風習は、てっきり第二次世界大戦後に高度経済成長を遂《と》げたエコノミック・アニマル時代に由来するように思っていた。しかし歴史はこれより古いようだ。

西暦六〇四年に聖徳太子《しょうとくたいし》によって制定されたとされる「憲法十七条」にはかの有名な「和をもって貴《たっと》しとなす」など美しくすばらしい文言のほかに「早くに出廷《しゅってい》し遅くに退出せよ」（第八条）というものもあった。*22 長時間労働の美学はなんと、史料上、少なくとも一四〇〇年以上前からの美徳であったのだ。長時間労働による睡眠剝奪《はくだつ》、疲労は「かなしばり」という恐怖を伴う生理現象のリスクである。

国宝・救世観音《くぜかんのん》像の、写実的なお顔の謎から端を発して聖徳太子や蘇我氏の終焉《しゅうえん》を推理した梅原猛《うめはらたけし》氏の『隠された十字架』（新潮文庫）は最高の歴史ミステリーだ。

それによるとこの国の怨霊鎮魂《おんりょうちんこん》の始まりは、藤原氏が蘇我《そが》氏を滅亡させて権力の一極集中を成し遂げた大化《たいか》の改新《かいしん》（六四五年）だと考察されている。

藤原氏は滅ぼした蘇我一族を懇《ねんご》ろに弔《とむら》い続けることになった。その後も藤原氏は早良親《さわらしん》王《のう》を排斥《はいせき》すればその怨霊を恐れて平城京《へいじょうきょう》から平安京《へいあんきょう》に遷都《せんと》し、菅原道真《すがわらのみちざね》の排斥後はその怨霊を恐れて太宰府《だざいふ》天満宮に祀《まつ》った。崇徳《すとく》上皇の排斥（一一五六年、保元《ほうげん》の乱《らん》）による怨霊化に至って、貴族にとって太平安泰だった平安時代が終焉《しゅうえん》を迎えた……六〇四年頃に長時間労働が誕生したとすると、ひょっとして藤原氏による熾烈《しれつ》な権力争いではなく、長時間労働の開始が「怨霊の誕生」に寄与している可能性はないか。

近年は働き方改革が医療の現場でも進められつつあるので、病院怪談も減っていくことが期待される。

ヒトの知覚の前提には「地球」がある

体外離脱体験は現象としては、置き去りにされた抜《ぬ》け殻《がら》の自分を見るという「自己像幻視」に分類されているが、体外離脱体験の本質は、身体から出て行くこと、重力から自由になり浮かぶこと、飛び回ることであり、重力の幻覚（前庭覚性幻覚）であるとされている。[*1] これは天国など、魂が行くべきところがどこか高いところである、という概念に影響を与えているかもしれない。

日常生活では、地球の重力によって引っ張られていることを感じることはほとんどない。ジャンプをしてみて瞬時に落下したところで重力だとは感じられない。飛行機が離陸したり着陸したりする時の衝撃でさえ、引っ張られているとは感じられない。だからこそ、りんごの落下で重力に思い至ったニュートンは格別の推論能力を持っていると言えるだろう。日常で重力を感じるのはせいぜい、ジェットコースターに乗って、急降下した時などだろうか。しかし遠心力や無重力など、さまざまな力が加わるよう設計されており、あの浮遊感や圧力のごちゃまぜの中のどれが重力か分からない。プールや海で長時間泳いだ後に陸に上がる時には、ようやく普段引っ張られているんだなと感じることができる。

そこまで影の薄い感覚であるのは、私たちが重力から解放されることが基本的にはないからである。

重力がかかる方向である上下軸というのは、地球で暮らす限り覆《くつがえ》せない。脳神経内科的にはこの重力は、上下左右という世界の認識のほか、姿勢反射（姿勢の維持や運動時の安定の際に役立つ反射運動）や歩行、嚥下《えんげ》（モノを飲み下すこと）などあらゆるものに関わっている。

水の中に入ると、浮力により地球の重力が身体にかかる影響が軽減されるが、肺魚《はいぎょ》を経て両生類の成体として陸上に上がってからというもの、ヒトはずっと水に浸《つ》かっていることもない。せいぜい船で波に揺られたり飛行機に乗ったりした後、しばらく地上でも浮遊感を覚えるくらいだ。

「めまい症」という病気がある。

何もないのに浮遊感や回転感、引っ張られる感じなどが生じてしまう病気である。脳や、耳の中にある半規管《はんきかん》と耳石器《じせきき》から前庭《ぜんてい》神経という、重力を感知する器官の問題で生じる状態で、「めまい症」は「錯覚」に分類されている。

錯覚というのは正常な知覚入力がある中で、実際の入力とは異なるように解釈される現象を指す。「壁の木目《もくめ》が人の顔に見えた」などもこれにあたる。一方、そうした知覚情報が一切ないところに、誤入力される現象は「幻覚」と呼ばれる。身体に重力という知覚入力が入らないことは、宇宙空間などを除けば基本的にはないので「めまい症」は「錯覚」に分類されている。

重力を感じる脳の最高司令部、前庭覚《ぜんていかく》中枢は、例の側頭頭頂接合部に近接している。体外離脱体験でふんわりと浮かび上がったり飛んでいったりするのは、この前庭覚中枢を巻き込むからなのではないかと考えられるものの、実証されていない。

前庭覚障害の患者さんでは実際、体外離脱体験や離人症《りじんしょう》症状が多い。[*23] 脳の前庭覚の中継点には、重力情報に加えて手足の触覚と視覚の情報入力もある。重力情報の入力が障害されることで、他の感覚入力との整合性がつかないため、身体認知が歪むのではないかと提案されている。

脳に問題がなく、三半規管や耳石器が原因のめまいを「耳性《じせい》めまい」という。この耳性めまい症の患者さんと健康な人とにカロリックテスト（耳に水を入れると半規管の中の水と、注入した冷たい水との温度差でめまいを誘発することができる）を行なうと、離人症症状（世界から離れてしまった感じや現実味のなさ、心と身体が離れてしまった感覚）や、さらには「体外離脱感」が、めまい症のある群で五割、めまい症のない群（健康な人）で四割が起きたという報告もある。[*24]

心と身体の同一性を担保するのは「重力」なのか

先ほど「めまいは重力入力の乱れによって起きる」と説明した。

めまいに関連して体外離脱感や離人症症状が出るということはつまり、重力という錨《いかり》が解かれるだけで、自分自身の身体の中に心が宿っているという心身の統一感が簡単に解かれてしまうものだということを示している。あまりに当たり前すぎて普段、気にもしない重力というものが、この身体とこの心をつなぎとめる存在だったとは、驚きである。

はたして、重力は本当に心を身体につなぎとめる錨であるのかどうか。地球に暮らす全生物の根幹に関わるようなこの問いを掲げて、さらにめまい患者さん（慢性両側性前庭機能障害［慢性耳性めまい症］）と、なんともない健康人とで実験が行なわれた。[*25]

参加者には、おでこに指などで書く「b」や「d」を識別するなどの神経心理学的課題が出された。

「b」という文字と「d」という文字は、お互いが左右に反転している形態をしており、対面者がおでこに書いた字は「b」なら「d」の向きに認識され、それを頭の中で正しく反転して認識しなければならないから、読解に時間がかかる。しかし、心の座が身体の内側になければ、即座に対面者の書いた文字を理解できるのではないかと仮定され、正解の割合や正解までにかかる時間が比較された。

奇妙な実験である。まるで黒沢清《くろさわきよし》監督の映画『CURE《キュア》』（一九九七年）で描かれた念写や念力の実験のようだ。

結論は、めまい症群と健康群とで特に差はなかったので、めまい症でも認識に差はないか、少なくとも今回対象とした慢性期のめまい症にはあてはまらなかったと結論づけられていた。だが、心象風景として魂が身体の外に出るのと、本当に身体の外に意識が出るの

図2 おでこに書いた文字を読み取る

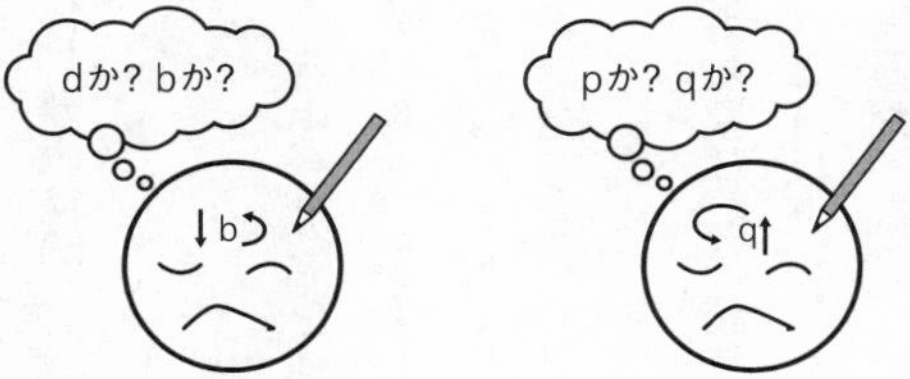

目を閉じた被験者のおでこにペンや綿棒、指などで一筆書きで文字を書き、その文字が何かを当ててもらう。

自分自身を中心にしての認識（一人称視点）では、おでこに書かれた文字が、鏡文字に「見える」ことになる。正答を出すには、認識した文字を反転させなければいけないが、bとd、pとqは左右対称で時間もかかるし、間違いやすい。

この実験では、慢性めまい症を持つ患者と健康人の間には差がなく、男女差があるだけだった（男性のほうが即座に正答できた人が多かった）。一方、おでこでなく、首の後ろに文字を書く場合、ほとんどの人が即座に正答できた。

論文では「首の後ろに書いた場合、三人称視点を用いたから、即答できたのだ」と結論づけているが、それでは男女差までは説明できず、少々ギモンである。しかし、こうしたユニークな発想の研究がお蔵入りにされるよりずっといい。

Deroualle D et al. Anchoring the self to the body in bilateral vestibular failure. PLoS One 2017; 12: e0170488. doi: 10.1371/journal.pone. 0170488

とは、違うような気がする。

VRでの体外離脱体験

ブレークスルーとなった脳外科医オラフ・ブランケ氏（41ページ前出）のグループはバーチャルリアリティ（VR）による体外離脱体験を報告している。*26

被験者の背中に触覚を刺激する装置を着け、それと同時に被験者の後頭部から背中を撮影し、その映像を被験者に装着させたメガネに流す。まるで自分の背部を少し離れた場所から見ているように感じさせながら、リアルタイムで背中の触覚装置を作動させると体外離脱体験が誘発できたのだという。脳を開いて電気刺激するという大がかりなセッティングではなく、ちょっと見せる、ちょっとくすぐるというトリックで感覚を混乱させるだけでも、体外離脱体験は誘発できることが示された。

およそ、これは経験しない限り分からない話である。しかも、にわかには信じがたいほど簡単な装置だ。

オリヴァー・サックス（一九三三～二〇一五。神経学者、エッセイスト）もまた、体外離脱体験とは異なるけれども、自分の身体がどこにあるかという意識が簡単な装置で、離れた位置にあるロボットに移動することを体験してしまったと報告している。[*27]

具体的には、ゴーグルを装着すると、離れたところに置いてあるロボットの目を通した世界が目の前に広がる。そのロボットはちょっとした羽のような手を持っていて、サックスの手元にある装置で自由に動き回るようになっている。ロボットを動かして、周囲をぐるりと一回りして観てみると、遠くに小さな人がぽつんと座っているのが見える。タイムラグを経て、それが今、ロボットを操作している自分自身だと気づいて青ざめたということを書いていた。

ちなみに、このような分身ロボットは現在の日本でも遠隔《リモート》会議や遠隔就業の可能性を開く存在として実用化されている。

現在すでにどこかで、VRで体外離脱体験ができる商業施設が生まれているかもしれない。しかし、そのような経験を気安くしても大丈夫だろうか。

というのも、VRによって体外離脱体験を人工的に経験させてみると、人間が当然持つべき、死への恐怖が和《やわ》らいだという報告があるからだ。[*28]

死への恐怖が和らぐことのメリットは、もちろんある。

死は誰しも逃れることができず、突き詰めれば恐怖に押しつぶされそうにさえなる。

人は大方《おおかた》の時間、別のことを考えて気を紛《まぎ》らしたり、まるっきり忘れたりしてなんとかやり過ごしている。がんやALS（筋萎縮性側索硬化症《きんいしゅくせいそくさくこうかしょう》）などの病気が宣告された方は、ことさら差し迫る死に向き合わざるを得ず、そんな中、当然だが死への恐怖を克服できないことも想定できる。そういった場合に、VRによる死への恐怖の緩和は、一種の救いとなりえる。将来、緩和治療に組み込むべき手段となるかもしれない。

体外離脱体験にはアフターケアを

そうした有益な使用法がありそうな反面、皆が一様《いちよう》に例外なく死への恐怖を失うこととなるのであれば、洗脳に悪用されるおそれもある。

現に、世界中のカルト教団は、感覚遮断や薬物使用による体外離脱体験を、入信や服従など、人の心を簡単に支配できる手段として用いてきた歴史がある。体外離脱体験類似の離人感《りじんかん》を伴うめまい症では、自己評価の低下や不安などの性格変化があるという研究もある。[*29] 自己評価の低下や自信喪失を人工的に惹き起こし、心の隙間《すきま》に入り込みやすくしている可能性もあるのだ。

ただ見方を変えれば、カルト教団での体験ならば、内容の当否はともかく、少なくとも

「アフターケアがある」と言えるかもしれない。

これに対して、もし商業目的で気軽に体外離脱体験が提供される場合、たった数分の娯楽を終えた後、途方もない幸福感の中、全人格がまっさらにリセットされてしまい、根源的な恐怖もなければ、ハングリー精神や批判精神などもなくなってしまう場合、より好ましくない将来を導く可能性も想定できる。軽はずみな薬物使用によって、うっかり体外離脱体験をしてしまっても同じだろう。まったく何も考えていなかったのに人生や生死への認識がすっかり変容して何かの信念を「会得《えとく》」してしまった場合、その変化に本人も家族も戸惑《とまど》うかもしれない。

オリヴァー・サックスがこうした事例を紹介している。

音楽からヒッピー文化に入った一人の若者がいた。ヒッピーなのでごく当たり前に薬物を使用して、結果としてさまざまな観念を会得した。ごく普通の若者だったが、神や大地や生命の生まれ変わりなど、存在の深淵《しんえん》に関する考察を彼なりに悟ってしまった。

その結果、彼は生まれ育った家庭に居場所をなくしたが、カルト教団に入信し、そこで違和感なく幸福に過ごした。その間、たまたまゆっくりと育つ脳腫瘍を患っていたが、家庭と違って、教団生活では多少変わったところがあってもおかしいと認識されない。その結果、腫瘍の発見が遅れて数十年後に記憶障害という後遺症を残したという。*30

ついー〇〇年ほど前の村《むら》社会の共同体では、体外離脱体験などのまれな生理現象による経験は、得がたい貴重な宗教体験として皆で共有し、その体験も体験者も、大事にされていたと思われる。いま現在はむしろ受け皿がない。そうしたレアな経験をした人は黙秘するか、ネットに降臨するかしかなく、いわば伏流水《ふくりゅうすい》のように表に出てこないでいる。

体外離脱体験後のアフターケアの問題は、調査が行なわれていないだけに深刻である可能性がある。実際、どの程度の人間が体外離脱体験を経験しているのかというデータも、臨死体験の場以外では明らかではない。

ホートスコピーのところで述べたように、脳の側頭葉のあたりにどうやら、自己の心と他者の心を区別する機能があるようなのだ。「私自身」から自由となる体外離脱体験は、「私自身」という心を一度捨て置くことと表裏一体であることに留意しなければならない。

その結果、よい意味で自己への執着から逃《のが》れた人間になれるかもしれない。悪い意味では自己不在となり、意欲の低下や自己同一性の喪失、自暴自棄になってしまうかもしれないのだ。

体外離脱体験をバーチャルリアリティで実現するならば、娯楽として商業利用するのではなく、まずは医療目的など用途を絞る必要があると思われる。そして単なるバーチャル体験で夢のようなものだと軽んじて放置したりしないこと、アフターケアによる体験の意義づけも必要となるだろう。

なぜ四国のお遍路さんは「同行二人」なのか

後述するように（226ページ）、体外離脱体験の報告の中には、解離症ないし解離性障害、特にその中でも「離人感・現実感消失症」と区別がつけられないものも含まれているとされ、両者の違いや連続性が議論されている。[*31] 離人感・現実感消失症とは、自分が自分でない感じになってしまう状態を指す。空っぽになった自分を外部から客観的に目撃すること、すなわち自己像幻視を伴うこともある。[*32]

臨死体験では八割以上が体外離脱体験を経験するという報告もあるが、[*33] 臨死体験での体外離脱体験の頻度《ひんど》を上げる要因として、小児期の虐待経験が挙げられている。[*31]

虐待経験は、自己肯定感をとてつもなく下げてしまうことが分かっている。肉体的・精神的に痛めつけられ、生死に関わる状況の中で、なんとか自分の「心」を守る手段が解離症／解離性障害、体外離脱体験だとすると、のちの自己肯定感の低下は、体外離脱して自分を一度捨ててきたことが関与するのかもしれない。

虐待や災害などに直面すると、脳は恐ろしい窮地を抜けて、その本体をなんとか生き延びさせようとする力を発動させる。

四国のお遍路《へんろ》では、最も険《けわ》しい山間部で「同行二人《どうぎょうににん》」という感覚が起きることがあるとお遍路研究者に聞いたことがある。二人とは自分とそれから弘法大師《こうぼうだいし》（空海《くうかい》、七七四〜八三五）である。お大師様《だいしさま》が寄り添って見守ってくれているような感覚に包まれ、人間は自分自身で生きるのではなく、大いなる慈愛《じあい》によって生かされている小さな存在であることを体得することになる。この経験こそがお遍路の一つの目的でもある。

窮地にある人間を生かそうとする力の大本は単に物質的な脳の機能なのか、人智を超えた大いなる慈愛の手なのか。医学を放り出して慈愛の方に駆け出したくなるような瞬間がある。

第二章

「暗いトンネル」を抜けて
——臨死体験はなぜ起きるのか

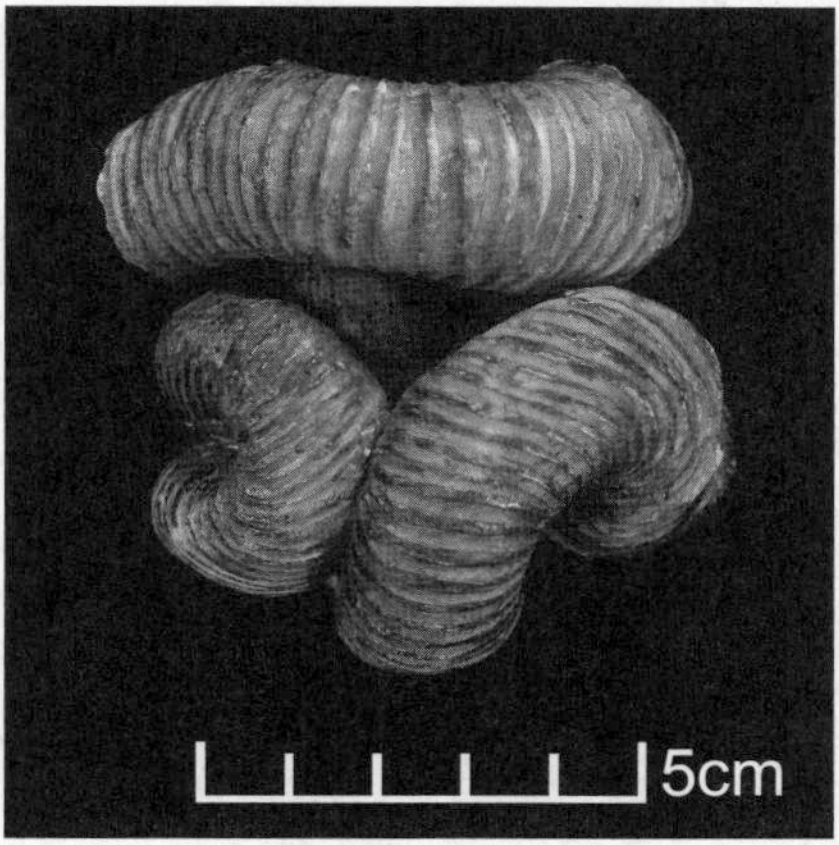

異常巻きアンモナイト、本文82ページ
©Mary Evans / PPS通信社

エピソード　「先生が手術してくれるのを全部上から見ていた」患者さん

聞き手　脳神経内科医

信頼している整形外科の先生から、ちょっと脳神経内科にかかったほうがいいと紹介されてここにきた。

五年前、俺は根っからのトラック運転手で、忙しく働いていた。でもある日、高速道路を走行中に後ろから居眠り運転の車に猛スピードで追突されてから、何もかもが変わってしまった。

その時俺は意識がなく、フロントガラスに頭を突っ込んだ状態で救急隊に救助された。車はぐしゃぐしゃに潰れて廃車になった。重大な事故だった。ハンドルに胸部を強打して肋骨が折れて肺に刺さって血気胸《けっききょう》、さらには大腿骨《だいたいこつ》がこんところでボキッと折れちゃって開放骨折、で、そこから大量に出血した。頭はガラスが割れる方向へ衝撃を逃がすことができたのか、幸いにして何にも手術しないで済んだ。けど、胸と大腿骨は胸部外科医と整形外科医が同時に手術するっていう神業《かみわざ》で、一命《いちめい》を取り留めてくれたんだ。ただの骨折じゃなくてすごい骨折だったから、八時間もかかる大手術だったんだ。

先生たちは緊急オペで入ってくれて、飲まず食わず集中して八時間、祈るように俺の回復を信じて手術してくれたんだ。真っ赤な輸血バッグやら透明の点滴やら、その時、俺にはやたら管《くだ》がついててさ。

見てきたように語るだろ。

信じないと思うけど、実際これ全部見てたんだよ俺。ちょっと高い所からずっと。手術室では天井に張り付いてたかな。空っぽになった自分の身体が手術されてるってのは不思議だよ。

整形外科の先生はまだそん時《とき》、一人前になったばっかで、とにかく一所懸命やってくれたのがよく分かった。それ以来、この先生の元に通いたい、なんでもこの先生にまず相談したいって五年通ってんだ。もう骨はなんともないんだけど、血圧の薬とかまで出してもらってる。

信じるの？　珍しい人だねあんた。もっと詳しく？　分かったよ。

事故直後はスローモーションみたいに覚えている。あ、ぶつかってきやがったと思ったらガツンとした衝撃があって、まずハンドルに胸を強打しながら頭が重心になって、前のめりでシートベルトからするっと抜けるようにふっとんで、足も強打して、フロントガラスに身体ごと突っ込んだ。

突っ込んで、ぶつかる、と思ったら、フワッとして、車の外に飛び出していた。空中で止まっちゃったから下を見ると、頭をフロントガラスに突っ込んだ俺がぐしゃぐしゃの車の中にいた。

うわ、これ、もうダメだなって思って身体を置いてけぼりにして、空の方へすーっと上がっていった。最初は暗くて周りがよく見えなくて、そのうち向こうにすごく綺麗《きれい》な光が見えた。トンネルの先みたいにまあるく、チカチカ、チカチカ、ってするから、行ってみるかと思って飛ぶと、ほかにも飛んでいる人がちらほらいて、みんなそのチカチカする綺麗な光の方へ向かっているから、ああ、こっちの方でいいんだって安心した。

トンネルを抜けると明るい雲の上だった。そこらにロウソクみたいな、卒塔《そと》婆《ば》みたいな細長い棒がたくさん立っていて、読もうとしても読めないんだけど名前が書いてあった。長さはそれぞれだった。たぶんあれが残りの命の長さなんだなって思った。怖くはなくて、むしろすごく安心した。だって死んだ後にもこんなに綺麗な場所に案内されるんだってことが分かったから。もう大丈夫だと思った。

気づくと微笑んだ人がたくさん集まっていた。皆の中心に、一人、ものすごく光り輝いている人がいた。裾《すそ》と袖《そで》の長い白い服を着た男の人。上を見上げているから最初どんな顔か分からなくて、近づいてみると、両手を広げてくれた。飛び込もうとしたら、俺の名前の書いてある卒塔婆みたいなのを指差した。たしかに俺の名前が書いてあった。それはまだ、半分くらいしか減っていない長さで、光り輝く人、その人は神様だと思うんだけど、神様が、俺に、今来た道を指差しするんだ。

ああ、そっか、俺まだこっちじゃないんだって思って、ふわーっと引き返した。そのうち急に右足が痛くなって、それはもう激痛を超える痛みだったから、うわーって叫んだ。

気づくと俺は、ぐしゃぐしゃになった車の中にまだいて、救急隊がサイドガラスを割って俺を車から引き上げてくれているところだった。その後、また意識を失って、気づいたら手術室の天井すれすれに浮かんでいて、それで手術されるところを見てたんだ。

整形外科の先生には最初からこの話、してるよ。もっとはしょってるけどね。今日ここに行ってみたらと言われたのは、事故後にずっとやる気がなくて、かみさんが働いてくれるもんだから家でぶらぶらしていたんだけど、最近、あの時、一命を取り留めてもらった奇跡がやたらと思い返されて、なんか社会の役に立ちたいような気がしてきて、働こうかと思うんだけど、脳挫傷《のうざしょう》とかあんのかなって思って、一度診てもらいたいと思ったから紹介してもらったんだよ。

科学の領域に入ってきた「臨死体験」

大きな事故などで意識を失ってふたたび意識を取り戻したり、あるいは心筋梗塞《しんきんこうそく》で心肺停止後、心臓マッサージによって蘇生したり、あるいは末期がんでもう長くはないというような、瀕死の経験のある方に、とある一連の不思議な体験が見られることがある。

「きれいな花畑があり、どこまでも進んで行きたかったけれど自分を呼ぶ声がして引き返してきた」「川が流れていて、向こう岸に亡くなった家族が並んで微笑《ほほえ》んでいた」「トンネルを抜けたら光に包まれて、とても幸福だった」など、その本人がその状況で経験しようのないような体験であり、臨死体験 near-death experience と総称されている。川だったり、光に包まれた威厳のある人物を見たり、あるいは祖先に出会ったりと、世界各地の宗教的なモチーフが出てくることが多い。

かつては宗教・文化的な観念、あるいは、瀕死の状態から生還したという、個人の英雄物語を彩《いろど》る創作《ストーリー》の一つであろうと考えられてきた。

臨死体験は二十世紀半ばすぎから主にアメリカで、壮大な規模での症例検討が行なわれてきた一方で、「体験」以上でも以下でもないことから、科学の方法である「仮説と実証」のうち「実証」がされないまま、信憑性《しんぴょうせい》とはほど遠い扱いをされてきた。

膨大な体験談があるものの「そんな現象は自然界には存在しない」と言い切ることが、良識的な判断であると考えられてきた。しかし近年、臨死体験もまた、あらゆる宗教・文化圏・民族を超えて共通する経験であることから、脳の機構に由来する生理的現象なのではないかとする考え方が神経学一般の共通認識となってきた[*1]。

瀕死かどうかは、心電図あるいは脳波や血液検査に結果が出る。しかしその瀕死を経験した患者さんの中に、臨死体験があったことを裏付ける、共通の検査結果は長年得られなかった。臨死体験を語る方と医者が出会い、彼らに対して血液検査や頭部CT、MRI、脳波、あるいは嘘発見器（脳波と自律神経系の同時測定）などを用いて、客観的事実を測定してみても、全員に共通する検査結果はなかったのである。ただ単に「言葉で体験が語られる」という以上のことがなかった。

「これは脳の生理学的機能に基づいた自然現象である」という見解が科学的共通認識に至ったのは、前章で述べた「側頭頭頂接合部刺激による体外離脱体験」の発見の寄与が大きい。

キューブラー＝ロスと「死の医学」

心筋梗塞やアナフィラキシー・ショック（アレルギー症状によって、命の危険が生じるほどの症状）、あるいは交通事故など、さまざまな理由でいったん「心肺停止」状態となり、その後、蘇生術に反応して回復した方々のうち、一割から二割前後で、臨死体験が経験されたと報告されている。

臨死体験には「トンネル」「光」「川」「花畑」「亡くなった親しい人」など共通するキー

ワードがあるが、中でも注目される共通項は、身体の外に出て、飛び回ることができる、すなわち「体外離脱体験」である。
動かない自分の身体を目撃して浮遊する、という完全な体外離脱体験のほか、置き去りの自分は目撃してはいないものの、身体の外に出た、浮遊したなどという体験を含めると臨死体験の八割以上でこれを伴うとされている。[*2・3]
臨死体験に対して最初期に、これを医学的な問題だと認識して熱心に取り組んだ医者の一人が、先に述べたエリザベス・キューブラー＝ロス氏である。ロスの歩みをたどって、死の際《きわ》の人々が置かれた状況を探り、臨死とはどのようなものか、まず考えたい。[*4]
ロスは末期がんの患者さんが入院する病棟で、一九六〇年代、精神科医をしていた。
今でこそ、がんは日進月歩で研究が進み、二十一世紀の今では、五年以上の長期生存が達成されることも増えてきた。しかしロスが活動した二十世紀前半から中頃では、多くのがんが、数ヶ月かけて確実に死に向かっていく「死の病」であった。
「死の病」と診断され、だんだんと衰弱していく中で、堪《た》えがたい死への恐怖や痛みに苦しむと、ほとんどの患者さんは「どうしてこうなってしまったのか」「何が原因だったのか」「何がいけなかったのか」と因果関係を探ろうとする。明確な病気の理由があってもなくても、何が悪かったのか繰り返し思い返し、後悔する中から不安が増強し、取り乱し、泣き叫ぶ。怒り出す。あるいは錯乱する。自ら死を選ぼうと沈み込む。

そうした状況になって精神科医として病室に呼ばれて赴《おもむ》く、そういう仕事を当時のロスはしていた[*5・6]。

この時点で、すでにがんの主治医は「もうできる治療はすべてやり尽《つ》くした」と考えている。

二十世紀半ばの当時は患者さんの「知る権利」も「知らないでいる権利」も熟慮されておらず、告知の義務はなかった。緩和《かんわ》医療という考え方もなく、痛みや不安を取り除く方法を誰もまだ知らなかった。「やり尽くしました」と事実をありのままに語って絶望を与えてしまうのか、あるいは「弱っていくように見えるけれども、きっとこの後よくなるよ、痛いのなんか気のせいだよ」と事実と異なる見解を告げるのか、その判断は医者に任《まか》されていた。

また、「治療法はない」ということを告げられて、患者さんや家族がどういった気持ちになるのか、どれだけの苦しみを背負うのか、どうすれば、その苦しみから逃れることができるのか分かっていなかった。宗教や家族や友人の支えという個人的な背景《バックグラウンド》を抜きに

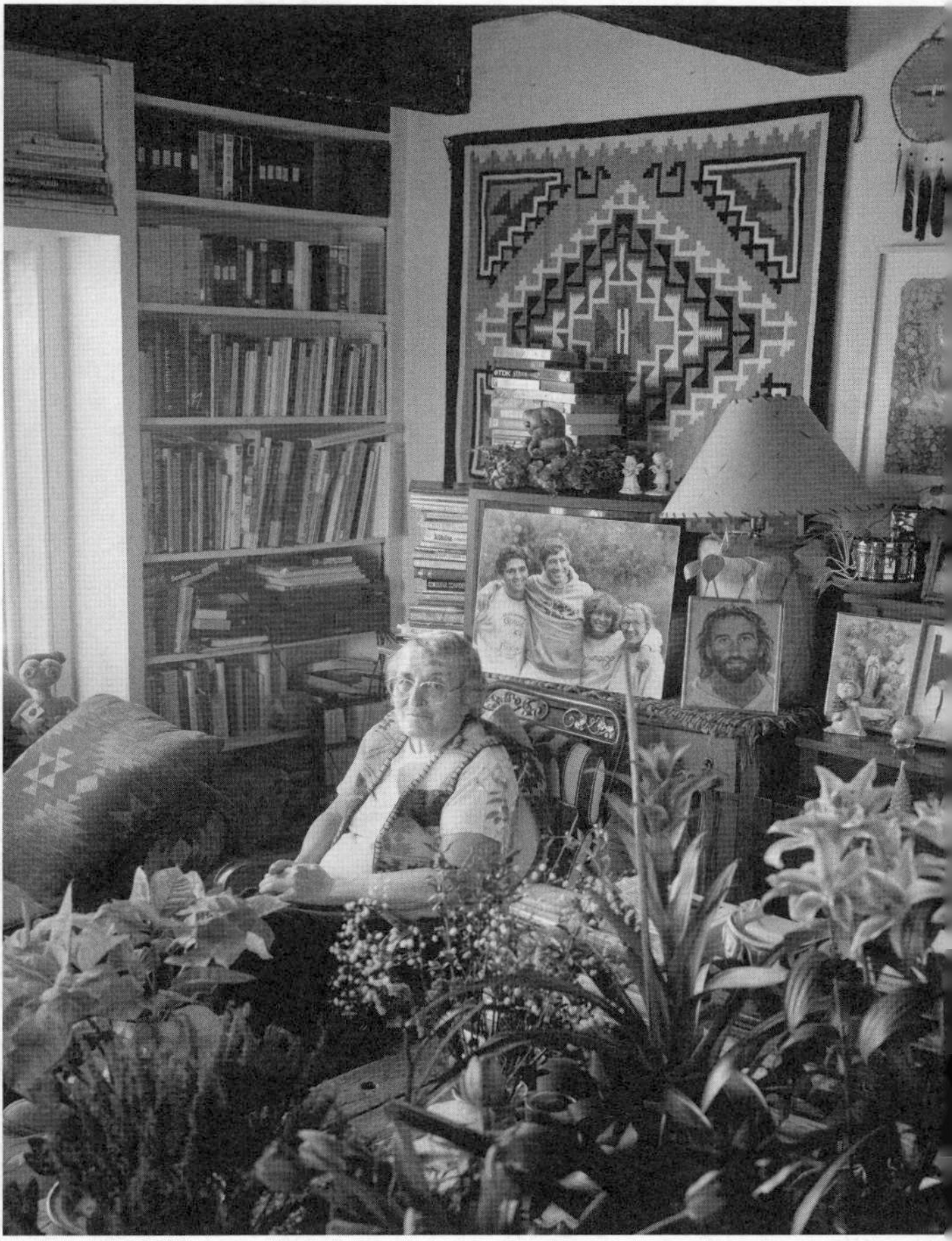

エリザベス・キューブラー＝ロス

して、死の宣告による絶望から人を救うものがあるなどとは、それがまして医学が担《にな》うべきものであるなどとは、本人も家族も主治医も思ってもいなかった時代であった。

ロスは、そうした病室に呼ばれて赴《おもむ》き、最初はただひたすら、死にゆく人、それから大事な家族との別れに絶望する家族に、寄り添った。特に小児精神科医として、子どもの患者さんを多く看取《みと》った。話を聞いて、一緒に時間を過ごし、苦しみの存在を認めて、それから励ました。白衣を着た人（医者や看護師）が「あなたにできる治療は全部終わったので、さようなら」と寄り付かなくなった病室で、同じ白衣を着たロスが足繁《あししげ》く通っては痛みを和らげようとさすったり、昨日見た夢の話に耳を傾けたりした。

その時代、そんなことをする医者はなかなかいなかった。

そのうちにロスは、死を宣告された患者さんや家族が、共通の段階を経て、それを受け入れていくことに気づくことになった。

がん告知——受容の「五段階」

主治医からもう治療法は残っていない、あとは死に向かって残された時間を過ごすだけだ、と言われると当然、皆、絶望した。そしてそんなことは信じなかった。第一段階の

「否認」である。できることがあるはずだと思った。

次に「怒り」。できることがあるはずなのに治療を放棄されるなんて、なぜそんなことが自分に起きるのか、怒り出した。これまでの治療がうまくいかなかったのは先生のせいだ、と言う患者さんもいれば、長いこと気づかなかった家族が悪い、あるいは後回しにした自分がダメだったんだ、と怒り出した患者さんもいる。後回しにした事実なんかなくても、そう思うのだった。

怒りを通り越すと、あの時、もっと健康的な食事をしていればよかったとか、教会でまじめにお祈りすればよかったとか、後悔した。あるいは人の役に立てば神様が見返りに治してくれるのではないかと思って寄付をする人がいたり、同室の患者さんのお世話をするようになったりした。第三の「取引」が始まる。

病院内の階層で一番下の、日々ボロ雑巾《ぞうきん》のように使われている研修医にも優しい言葉で励まして彼らの支《ささ》えとなった。助け合いは助けられた方も、助けた方にも痛みの緩和や不安の減少、希望回復などよい結果をもたらした。

しかし次第に、取り返しがつかないことに変わりがないと思い、ふさぎ込む時間が増えていく。第四の「抑《よく》うつ」である。今度は助けられた同室者や研修医が必死に声をかける。

うつうつと考えていく日々を経るうちに、これまでの自分の人生に納得し、皆との助け合いの日々に感謝し、心穏やかに事実を受け容れることに至る。最後の「受容」だ。

この「否認」「怒り」「取引」「抑うつ」「受容」のプロセスは「末期がん告知に対する受容の五段階」として『死ぬ瞬間 On Death and Dying』に提案された。[*4] エリサベス・キューブラー＝ロス（73ページ・写真）という偉大な観察者が見出した、二十世紀の中で最も重要な発見の一つである。

それぞれの段階に均等な時間が配分されるわけでもないが、例えば「否認」や「怒り」の段階から「受容」までは、かなりの時間がかかるということが分かる。この発見により、人の心と対峙《たいじ》する道標《みちしるべ》が得られた。

「新型コロナ否定論」を産み出す心のメカニズム

この受容の五段階は今では、「死の病の宣告」の時だけでなく、「悪い知らせ」をふいに受けた人がどのように理解し、克己《こっき》していくのかという過程として知られている。物事を伝達した際に、受け手にとってそれが悪いニュースである場合、受け手は今、どの段階にあるのか、これを参考に配慮することができる。医療だけでなく教育やサービス業の研修

図3 受容の５段階

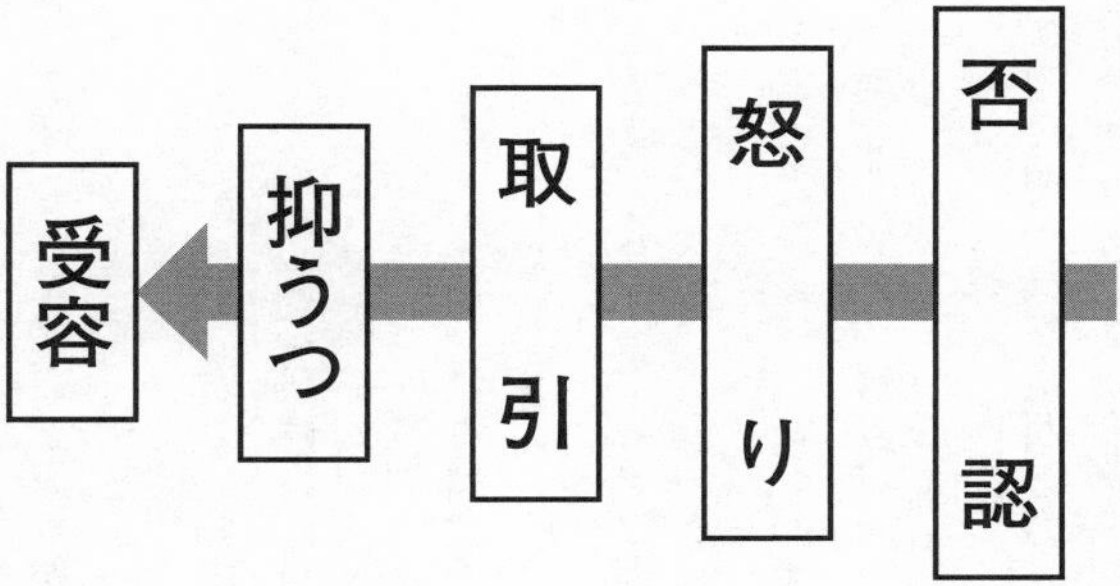

でも教えられている。

「悪いニュース」の受容までの道のりには本人の苦しみがつきものだが、否認や怒りの段階では、それをぶつけられる周囲にも大きな苦しみがつきまとう。抑うつや受容段階とは異なり、否認や怒りには特に多大なエネルギーの発散が見られる。

現代人を支える「周囲」は、ネット空間の中では無限に広がっている。最近問題となっているネットでの誹謗中傷《ひぼうちゅうしょう》やデマにも、受容五段階の途上での表出が含まれているように思うことがある。

例えば、最近ではＣＯＶＩＤ－19の報道に対して「そんな病気は存在しない」「病気ではなく陰謀だ」「インフルエンザと変わらない」といった意見がネット上で拡散され、それを信じる人も少なくない。これらはさまざまな「根拠」で語られたのだと思うが、一部には「否認」の段階での発言も含まれていただろう。

　コロナについて言えば、新しい知識が二転三転することや、人々が足並みを揃えないこと、あるいは足並みを揃えなければならないことへの怒りも熾烈《しれつ》だったが、あんなに怒っていた人たちのうち一部は「怒り」のプロセスを経て次のステップへ向かっているかもしれない。それでも人を傷つける言葉だけはそこにいつまでも残っている。

　一方で「お茶で予防できる」など、検証がされる前の予防法が流行初期から前のめりに語られたこともあったが、なんとか誰かを助けたいという体裁は「取引」のようでもあった。

　いずれも事実の受容までのプロセスだとすると、そうした言葉がそこに投げ込まれた理由は悪意や妄想ではなく、驚き、衝撃、ショックといった、人間誰にでも起こる当然の反応だったということになる。

　しかし、無限に開かれた空間での「怒り」の言葉は、受け取る側を不用意に傷つけた。反応性の抑うつだったり、防御のための悪意を引き出した。一方で「取引」の言葉は、

「善意があるからデマではない」と盲信を誘発して混乱を惹き起こした。

ネットでの「ありえない憶測」や「頭ごなしの否定」、「苛烈な誹謗中傷」にもまた、衝撃的な物事に対する「否認」や「怒り」の段階での表出が含まれるかもしれない。これは「受容までの五段階」の「人の心の道案内」としての応用である。少なくともそのように発信された言葉に呑まれて拡散したりするのは避けるべきだろう。

医者もまた「敗北」を受け容れられない

キューブラー＝ロスの発見までの紆余曲折《うよきょくせつ》を推察すると、苦しむ人に寄り添うことで、道標を見つけるまで、いかにロス自身も苦しんだだろうかと想像される。

実際、今でも否認や怒りの段階にある患者さんに向き合うのはひじょうに苦しい。そしてネガティブな現実には、医者も簡単に呑まれてしまうことがしばしばである。卵巣がんの患者さんの脳転移に際して主治医が「抗がん剤の届きづらい脳以外の闘いには、僕はあくまで勝ったんだ！」と、誰へでもなく一人つぶやいた場に出会ったこともある。

医者自身さえ敗北を「否認」する。私たち人間は全員死を免《まぬが》れることができず、医者には必敗の行く末だけが約束されている。負《ま》け戦《いくさ》であるのだが、最終的な局面にぶちあたるまで、毎度、治せるものだと思って全力を注いでいるのである。

「死にたい」とは「生きる希望がほしい」ということ

「受容できない死」で言えば、脳神経内科診療では、二〇二〇年に判明した筋萎縮性側索《きんいしゅくせいそくさく》硬化症《こうかしょう》（ALS）の患者さんに対する嘱託《しょくたく》殺人事件による打撃が大きい。

ALSの患者さんも、日々ALSに向き合う医者も、皆あの事件とそれを取り巻く社会の反応には打ちのめされた。患者さんがどんなに死にたいと言ったところで、それは「よりよく生きたい」という希望の裏返しに過ぎない。「死にたい」という想念をそのまま「あ、そう、死んで楽になりたいの」と受け取る者の中に、医者だと名乗っている者が含まれた時点で完全な敗北である。

「死にたい」という言葉は「なんでよりよい生を提供してくれないのか」「よりよく生かしてくれ」という意味の、強烈なSOSであり、非難であり、抗議であり、生かしてその人の苦痛を遠ざけなければ、その救援要請に応《こた》えたことにならない。いわば最上級で「治せ、生きる希望を与えろ」と発しているわけである。

そういったSOSを発した患者さんに対して「分かるよ、生きていてもそんな動けない身体じゃ意味がないよね」と、とんちんかんに答えたネット上の大合唱は、日々絶望の淵《ふち》へ落ちて行く患者さんの手を取り、ぎりぎりの崖っぷちで繋ぎ止めている医者の手ごと、スパイク靴で踏みにじるような暴挙であった。あの報道が出た時、現場では、いつも以上に患者さんも医者も踏ん張った。

自己実現に「身体」は必要か？

身体が自由自在に動かせないという理由で自己実現から隔絶された時代はとうに終わっている。「寝たきりになるなら死を与えてあげないとかわいそう」という発想は時代錯誤もいいところなのだ。

ＡＬＳでは患者さんはやがて呼吸不全に至る。ということは、つまり呼吸器をつけなければ生命を維持できない。その時までの全経過は平均で三年である。そう遠くない死は避けられない、身体も自由に動かせない、そのような段階にあるＡＬＳだとしても、患者さんはネットニュースのコメントをくまなく読み込む力を、書き込んだ人間と同等に持っている。現代のネット環境は、とうに人間にそのような力を与えているのだ。買い物もゲームも友人とのおしゃべりも仕事もネットでできる。

もしまだ「自分なら寝たきりになるくらいなら即、死ぬけどね」などと書き込みつつ、通勤の車窓風景よりも「あつ森」（「あつまれ どうぶつの森」任天堂）や「パズドラ」（「パズル&ドラゴンズ」ガンホー・オンライン・エンターテイメント）の画面を楽しんでいる自分は幸せだと思っているのであれば、それは時代錯誤のイメージだろう。私の患者さん方も外来の看護師さんも若手医師たちも平等に同じゲームを楽しんでいる。新しい時代はすでに拓《ひら》けている。

「誰かの期待に応《こた》える命を生きたい」という希望に満ちた言葉より、それを裏返した「死にたい」や「安楽死を受けようと思う」という宣言に承認が集まる風潮がある。しかしその発言の真意は、死にたいほどの苦境を生き延びていることへの賞賛を期待してのものではないのか。承認のために耳目《じもく》を引く工夫が、進化の途上で現われた「異常巻きアンモナイト」（章扉・写真）のように複雑化してしまっている。

SNSは、注目の集中と無関心という両極端の評価によって、本当のことを述べにくくさせている。だからこそ、ここでは本当のことを言う。

医者も看護師も、病気のまっとうな経過で当然予測される患者さんの死去であれ、まったくもって受け容れられないのだ。

すべての病気を治したい。すべての苦痛を取り除きたい。すべての不安を癒《いや》したい。一人一人の死など、到底《とうてい》許容できない。避けられたかもしれない亡くなり方であれば、なおさら乗り越えることができない。

看取るということは「生き遺される」ということ

医者をしばらくやって誰かを看取《みと》るということを膨大に重ねていくうちに、死に慣れていくんだ、と言う人がいる。それが一般的な、病院での看取りのイメージかもしれない。だが実際には四月の新人研修医のごとく、いつまでも打ちのめされつづけ、慣れることができない医者もいるのだ。

お看取り、お別れを少しずつ重ねていくうちに、私自身、初めの頃には気づかなかったことに思い至った。医者と患者さんの関係は、修理請負人と依頼主の契約とは異なる。やはり人間関係以外のなにものでもない。闘病の末の避けられないご臨終《りんじゅう》であっても、患者さんが遺された思いを汲《く》み取《と》り、あるいは次の診断・治療になんらかの知恵を活かすことができなければ、一人一人の死を乗り越えることができない。

誰かを看取るということは、誰かに生かされるということなのだ。生かされた側は、故人の遺志を引き継ぐとか、故人の死から学ぶという意義付けを持たなければ、その死を乗り越えることができない。

それはなにも、長年関わった主治医や、あるいは特別親しい間柄や、家族だけがそうだということではない。

報道でまだ若い才能の自死を知る、病苦を嘆いた自死を知る、あるいは子どもが痛めつけられ殺されたことを知る、見殺しにされたことを知る、あらゆる死が、事件として報道される。事件以外の死に出くわさない現代の生活においても、私たちは逐一《ちくいち》、亡くなった彼らに遺された身である。

そして、そうした悲報に接した時から、彼らに生かされ始める。喪失に絶望し、なぜ彼らを救えなかったのか、なにかできることはなかったのか、と苛《さいな》まれる。サバイバーズ・ギルト（Survivor's guilt 生き遺された者としての罪の意識）も生じる。そして、なんとかその死から教訓を得ようとする。遺志を継ぎたいと願う。特別な知り合いではなくても、死者からのそのバトンは受け取るべきだろう。

生きていく、ということは、亡くなった人に取り残され、譲り渡され、生かされているという事実がある。そのようにして世界の均衡が保たれている。すべての死が例外ではない。

読んではいけない、とされたキューブラー＝ロスの「死後の生」

さて、医学部の授業では「受容への五段階」は必修知識である。医師国家試験にも出題される。末期がんの看取りや緩和医療の授業で、必ず学ぶ。また医者になった後も度々ワークショップなどで、お互いが擬似患者と擬似主治医になって、告知し合ってこの段階を擬似体験する。

しかしこの知識が必修科目であるのとは対照的に、臨死にまつわるエリザベス・キューブラー＝ロス氏のさらなる考察、「臨死体験」そしてその先「死後の生」の主張については、危険なので「読んではいけない」と習う。

ロスは二十世紀半ばのがん病棟で、平凡な医者には向き合うことが苦しくてできないほど苦しんでいる人々に寄り添い続けるうちに、次なる考察に及ぶことになった。看取りの場で、臨死体験が語られるさまを聞くことで、一連の確信を得ることになったのである。

その確信とは、肉体は繭《まゆ》のようなもので、死によって初めて人は蝶のように自由に飛べるようになり、自我を超越した全体意識を得て、恐怖も不安もない世界に入る、というものである。

臨死体験を拒絶した教授

臨死体験は研究対象分野である一方で、うさんくさいもの、という認識もまた根強い。十数年前に臨死体験への激しい拒否を表明した教授がいた。

私が学生だったとある日、臨床講義がいっこうに始まらず、休講の発表はないまま教室で一〇〇人の学生がおとなしく待っていると、その日の講義担当である教授が階段教室の後ろ扉から現われた。オペ着のままなぜか激怒して階段教室の真ん中の通路を下っていく。そしておもむろに「私は臨死体験など、信じない。これまで何人もの患者を看取ってきた。救急の現場から救命できた患者もたくさんいる。だがそんなことを言い出す患者に会ったことはない。私は科学的な議論しか信じない」と誰にも聞かれていない話を延々と熱弁したことがあった。患者さんに言われたことがない、と言っていたので、いったい誰に言われたのだろうか。

そこまで強い拒絶は極端とはいえ、誠実で冷静な言及の中でも「ロスの『続 死ぬ瞬間』[*5]『「死ぬ瞬間」と死後の生』[*6]はオカルトだから、君たち学生は批判的吟味ができないから、絶対に読んではだめだ」と言われたものである。

医師国家試験の勉強では、とにかく「人と違うことはやるな」と言われつづける。というのも、一割の受験生しか解けなかった問題は「不適切問題」として採点から外されるので、皆ができる問題を皆と同程度できることが重要なのである。医師国家試験は順位を競《きそ》うテストではない。医者は工業製品のように作られている。

そういうわけで大病院だろうが町医者であろうが、たいていは横並びの安心品質である。批判的吟味ができないというより、しないように教育されている。「屋根瓦式《やねがわら》」と呼ばれる、若手の医者の育成現場でも従順さが要求され、批判精神は「協調性がない」と言い換えられ、戒《いまし》められている。

言葉を額面通り捉えることや、協調性を徹底的に訓練されているために、医者はオカルトだったり、あるいは捏造《ねつぞう》論文だったりを見抜く力が格段に弱い。だから「危険なものには近づかない」というのは正論である。

と、せっかくの忠告をいまだに覚えているのだけれども、先生方ごめんなさい、読んでしまった。多くの人が目を背《そむ》けた「死」にロスが全力で向き合ってみて見出した答えの、思いがけないさらに先を、見ないで否定するのも気が引けるので。

ロスが見つけた「死後の生」

ロスの最初の臨死体験の症例は「シュワルツ夫人」という人であった。何度か重篤《じゅうとく》になりながら一命を取り留めるということを繰り返していたこの患者さんに、死への思いについて、ロスが学生の前で語らせた時に、危篤の際の「体外離脱体験」が語られた。*5

これはロスが初めて聞く臨死体験だったが、その場でこれは幻覚だとか人格の分裂だとか診断はつけず、症例を集めることで答えが出るかもしれないと、彼女は考えた。

牧師さんと組んで、目標二〇例で集め始めてみると、驚くことにその数は二万件に至ったという。論文にして発表はしなかったというから、にわかには信じがたい数だが、本当なら素晴らしいことと思う。

ロスは余命少ない患者さんたちが、本人にしか見えない誰かと会話ややりとりをし、そしてそのやりとりが「怒り」や「取引」の段階にある彼らを安らかに落ち着かせていることに気づいた。

また症例の蓄積の中で、患者が死に臨《のぞ》むと、すでに亡くなった愛する家族が出現したり、神の尊い光に包まれたりし、怒りや恐怖、不安を消し去る。そしてそれはそう珍しいことではないということも分かった。

足繁《あししげ》く病室に通い、心を通わした患者たちの死に、ロスは毎度うちひしがれるが、しかし亡くなった直後に親しいその患者たちの肉体が、それまでの親しさと異なり、ただの入れ物のように感じることにも気づいた。魂が出て行った後だからだとロスは直感した。

こうした一連の変化によって、「肉体は繭《まゆ》のような前段階であり、本質は蝶のように自由で完全なものである」という答えに至ったのだという。

ロスは最初の症例シュワルツ夫人が亡くなってしばらく後に、仕事が行き詰まった時、シュワルツ夫人の訪問による啓示を受けている。

また、体外離脱体験懐疑派による実験に被験者として参加し、最初の「神秘体験」すなわち体外離脱体験を経験したのだという。その後、一人での再現も行なって、この時の爽快で無痛の、生命の脈動との一体感を「宇宙意識」と呼んで、人生観がまるで変わったことを述べている。[*5] 死後の生はある、生きることは苦しいが、死の後には苦しみがない生を迎えることができる、と幸福感に満ちた言葉で、自信をもってロスは述べるのである。

なお、後で述べるレイモンド・ムーディ氏によると、ロスはその後一時期、霊媒師《れいばいし》に入れ込んで、体外離脱体験や亡くなった親族を呼び出す霊媒イベントに頻繁《ひんぱん》に参加し、あげくのはてに夫と離婚して霊媒師の隣に住み込むも、イベントの超自然現象は偽物《にせもの》で、ロスの家が火事で大変な時にも霊媒師に裏切られ、その霊媒師の本質についてようやく目が覚めたという経緯《いきさつ》があるようだ。[*7]

一九七〇年代の医学研究者はどこかネジがすっ飛んでいる。同じ頃、アメリカの脳神経内科医の巨星、オリヴァー・サックス氏はヒッピー文化にどっぷりハマり、片っ端から合法・違法の薬物を自分自身に投与し実験していた。[*8]

死後、私たちの魂は生き続けるか

さてここまで読まれた方々にはきっと、筆者が臨死から死後にかけての一連の体験が幻覚であるとここで宣言するのか、あるいはそうではなくて「宇宙意識」についての現代脳神経学的見解を述べるのかと、期待させてしまっていると思うのだが、そうした結論めいたことは何も言えない。

ロスに倣《なら》えば、とりあえずこういった現象が何なのか答えを出さず、ただ受け止める段階にしか、知識の集積が及んでいないのが実情である。ロス一人に関してみても、人間として信頼したい魅力的な人であると同時に、本人がとにかく何でも信頼することから始まって、明らかな詐欺にも遭《あ》っているので「死後の生」に関しては、理論として危うい部分が大きい。

だが、これだけ自信を持って「何も怖くないよ、次の生でまた会おうね」と言ってくれる人がいるなら、離別に打ちひしがれて恐怖におののく患者や家族や主治医にとって、これほど心強いことはない。

死後の魂にある生は、自然科学的なものなのか、超科学的なものなのか、どちらであるか、今は決着がつかない。

でもよいではないか。死の瞬間にあるのは単なる「生の途絶《とぜつ》」という無機質で恐ろしいものではなく、神を信じる人には神、愛を必要とする人には愛、そして地球全体の意識に包まれる豊饒《ほうじょう》で安らかなものなのだ、ということだけは、ロスの聞き取りによって、明らかになったのだから。

臨死体験の名付け親レイモンド・ムーディ

危機的状況に惹き起こされる人類共通の現象に、near-death experience という名称を与えたのはレイモンド・ムーディ氏だった。哲学での博士号取得後にこの現象を研究するため医学に転向し、発表当時医学生で、のちに精神科医になった。一五〇例の聞き取り調査を行ない、具体例を述べたのが『かいまみた死後の世界 Life after life』[*9]である。

先の二万例という極端な数字と違って、一五〇例は、一人でまず集めたとして信頼に足る妥当な数字だと思う。一九七五年にエリザベス・キューブラー＝ロスによる推薦文を序に掲げて出版されるや、この本はベストセラーになり、一般読者の獲得とともにこの分野の研究が大きく始動した。

愚直なまでに症例が羅列され、そして控えめに、歴史的、心理学的、薬理学的、神経学的解釈と、それから公平性のために超自然的解釈がさらりと述べられている。本に編むまでにムーディが講演で受けた質問への回答も掲載されている。

あなたのでっちあげじゃないのか、報告者たちの嘘じゃないとなぜ分かるのか、頻度《ひんど》が高いと学生のあなたは言うが、長く医者をやっている私がこれまで聞いたことがないのはなぜなのか、など辛辣《しんらつ》で乱暴な質問にも誠実に対応しており、この本が書かれた時の著者の精神的成熟が見て取れる。

でっちあげの嘘ではないかという問いには、背景がバラバラで多彩な人々から一連の類似性を持つ証言を得たことを、証言が信頼に足る証拠であるとして挙げている。多くの医者がこの現象の存在に気づけていない理由として、病状の客観的な徴候は重視しても、患者さんの主観的な症状を重視していない医療現場の性質のためではないのか、それから常識の範囲で患者の言葉を解釈していると「ありえない話だ」と聞き流してしまったり、変わった患者だとレッテルを貼ってしまったり、注意を払わないためではないかとしている。

これらは、まったくもって妥当な意見だ。臨死体験のみならず、検査や診察で徴候がつかめない、すべての疾患の診療にあてはまる注意点である。

また、私から付け加えたいのは、客観性がないと頭ごなしに否定してくる医者には、自分でも夢か現実か分からないような出来事を打ち明けられないよね思う。こういう聞き取りの頻度の違いは、話しやすさの違いというバイアスもある。

臨死体験をした人が得たものとは

さて、一連の類似性を持つ体験とはどのようなものであろうか。

ムーディの要約によると、物理的な肉体の危機において、死の宣告が行なわれる中、大きな音が響き、暗いトンネルを抜け、物理的肉体から自分自身が抜け出し、傍観者《ぼうかんしゃ》のように物理的肉体を少し離れた場所から眺める。しばらくすると抜け出した自分自身には新たな身体が備わった感覚で、それは自由で爽快である。肉体を置き去りにして自由に移動すると、亡くなった親戚や友人に会うことができ、これまで経験したことがないほどの愛と至福を感じ、暖かさに満ちた光に包まれる。そのうちなんらかの境界、バリアに行き遭《あ》い、そしてそこを越えずに引き返してくると、自分の物理的な肉体に戻り蘇生する。

その体験は言葉でうまく表現できないような性質を持ち、またできたとしても、一笑《いっしょう》に付《ふ》されるだけなので誰にも話さない。だが、人生に限りがあること、死の先に別の望みがあることを明確に理解したことで、その後の人生が堅実で豊かなものになった、というのが典型像であるという。交通事故だったり、心筋梗塞だったり、あるいは出産時の大量出血だったり、年齢も性別も環境もバラバラの人々が述べている。

立花隆レポートの先見性

臨死体験は日本では一九九〇年代の立花隆《たちばなたかし》氏によるNHKの番組で広く知られるようになった。立花氏は番組内容を補塡《ほてん》する形で書籍『臨死体験』の形でも記録を残したので、我が国でも、ムーディやロスの聴取したような一連の特徴ある現象が普遍的に経験されていることが確認できる。[*10]

膨大な資料が読み込まれ議論の進め方も極めて公平で、生物学、神経学のみならず、宗教、超科学、オカルトなど多彩な切り口の意見が検討されている。

体外離脱体験、独特の幸福感、時間感覚の喪失、かなしばり（睡眠麻痺）との類似、側頭葉てんかんでの類似体験、ＬＳＤやケタミンなどの薬物使用時との類似など、すでに二十世紀にそこまで到達していたことを私は知らなかった。いや番組は中学生の時に観たはずだが、先の名医のように、自分の常識から判断して、そんなことは面白いけれどデタラメだと判断してしまっていたかもしれない。

立花氏が「魂仮説」と「脳内機能仮説」のどちらをとればいいのか、あるいはもしかしてそれは両立するのか、と小児科で臨死体験を研究するメルヴィン・モース氏に問うと、「魂の座が側頭葉にあると考えればいいのです」とさらりとした回答が述べられていた。側頭葉のシルヴィウス裂《れつ》という溝の端、側頭頭頂接合部に魂が宿っている。すがすがしいまでに明解ではないか。


臨死体験を「否定」するキリスト教原理主義

信頼に足る報告がこんなにも大量に蓄積されているにもかかわらず、社会の中で死生観構築の根拠にこの現象を用いようという機運は上がらない。魂の存在を保証するような現象として、哲学・宗教の拠《よ》り所《どころ》にしてはいけないのか。医学と哲学・宗教が協力して議論することはそんなに難しいことなのだろうか。

実は、今でもそれはとても難しいだろうと思われる点がいくつかある。医学と哲学と宗教とは、完全に分断されている。立花氏の著作の中で、エリザベス・キューブラー＝ロス氏やレイモンド・ムーディ氏がインタビューに答えているのだが、臨死体験への先鋭的な科学的研究を先導してから二、三〇年が経過した一九九〇年代に彼らは、「前世」だったり、水晶玉の向こう側に未来を見る「霊視」、超能力のほうへ興味の対象を移していた。

ムーディは臨死体験を最も激烈に批判したのは医者や科学者ではなく、ファンダメンタリスト、つまりキリスト教原理主義者などの宗教家たちだったと明かしている。神を否定するつもりなど毛頭なかったムーディを執拗《しつよう》に攻撃し、中傷の手紙を送りつけたり、集会でムーディの集めた症例への批判を強く表明したりした。

結局、ムーディは徐々に精神を病んで、湾岸戦争が始まった年に服薬による自殺未遂を起こし、その際にとうとう、自分自身が臨死体験をした。[*7]その体験を機に、神秘主義に傾倒して超能力研究に没頭した。実験的装置の中で臨死体験を経験した後のロスと、同じ道を歩んだのである。

臨死体験を経験すると人格が変わってしまい、しかもその多くが生真面目《きまじめ》な方向に変わってしまうことが知られている。[*10] 生命の神秘に触れる、いわば修行者のさとりのような経験であることから、その日々を大事にしたり、あるいは地球上のほかの生命への思いやりなどが芽生《めば》える。そして、宗教的あるいは超自然的傾向が強まったり、超能力が備わったと感じる人がいるという報告がある。[*11] 宗教家とも冷静な議論ができない状況であるようだが、「死後の生」や「魂」という壮大な物語は、体験者自身や科学者さえも、冷静に応対できる相手ではないのだ。

意識がないように見えても患者には聞こえている

ただ、臨死体験をした者が必ず超能力に傾倒するわけではない。

立花氏の著作にも紹介されている神経内科医の豊倉康夫《とよくらやすお》氏は三十歳の時、咽頭炎《いんとうえん》で抗生剤の点滴を受けてアナフィラキシー・ショックを起こし、呼吸不全に陥《おちい》り、蘇生処置がされている間に臨死体験を経験した。[*12]

頭の中で原爆のような爆発音を経験し、暗闇に続いて光に包まれると、途方《とほう》もない幸福感を覚え、走馬灯《そうまとう》のように人生が思い返され、蘇生処置をされている自分を見ていた。同僚たちが「もうこりゃダメだな」と言っていたのが聞こえたが、身動きがとれないだけで自分はここにいると強烈に思ったという。「頭の中の爆発音」は Head-exploding syndrome といって、体外離脱体験と同時に経験されることもある現象を指しているだろう[*13]。

豊倉氏は東京大学で第三内科から神経内科を立ち上げた初代教授で、現在、脳神経内科医でその人を知らない者はいない。超科学的思考に傾倒しなかったことは誰もが知っている。教授を退官後に初めて報告し、その追記で「このような体験を述べるのは勇気を要した」と記載している[*14]。

なお、臨死体験後に得た教訓は「意識がないように見える患者さんの前で、もうダメだなということはけっして言わない」というものだったという。この教訓は脳神経内科医に共有され、豊倉教授の薫陶《くんとう》を受けた世代から連綿《れんめん》と受け継がれているので、私も研修医時代から意識障害の患者さんに「すべてご存じなのは分かっていますよ、戻ってくるのを待っていますよ」と、その由来は知らずとも毎度、声かけするようにしていた。

実際、会話ができるまでに回復してから「この先生だけは私に意識があるのを知っていてくれた」と名指しされたこともあるので、とりあえずポジティブな声かけはすべきだと思う。患者さんのご家族にも「すべて聞こえているのでベッドサイドで相続の喧嘩《けんか》などしないように」と声かけさせていただくことがある。

そういうわけで、ひじょうに特異な経験であり、人生を変えてしまうほどのインパクトから経験者自身も冷静な議論の根拠に持ち出しにくく、また周囲の者にとって困惑を惹き起こすために、積極的に語られず、個人の中に秘匿《ひとく》されてしまうことも、議論につながらない理由となる。そしてなにより、体験自体が幸福でこの世の神秘に触れることができる貴重なものであることで、賛成か反対かという議論の俎上《そじょう》に載《の》せることすら経験者は好まない。

ただ大事に、与えられた命に感謝する方向に信念が動く。たとえ学問の対象であろうと、ここは不可侵の領域、という部分を持ち合わせている現象だろう。

なぜ人は山に登るのか

生命や自身の存在の根幹に関わる根拠になりうるかもしれない一方で、科学が土足で踏み込むことはできない。そのような現象には、また独特のアプローチをしていく必要がある。科学一辺倒《いっぺんとう》でもダメ、宗教だけでも哲学だけでもダメ。ところにより超科学的思考の許容も必要なのかもしれない。そのような硬軟《こうなん》併《あわ》せ持つ考察を矢作直樹《やはぎなおき》氏（東京大学救急医学分野名誉教授）という一人の救急医が行なっている。オカルト雑誌の金字塔である学研プラスの雑誌『ムー』（現在はワン・パブリッシング発行）のインタビューで存在を知った。同時期に日経BP社の『日経メディカル』にも同じようなインタビューが繰り出されていて、とてもびっくりした。

著書『人は死なない』を読んでみると、学生時代に雪山で二度続けて数百メートル滑落するも生還し、その時「もう山には来るな」と天啓《てんけい》のような声に導かれてから医学に打ち込むようになった、という記述があった。[*15]

雪山での不思議な現象は、私も一九八五年十一月三日、蓼科《たてしな》の北横岳《きたよこだけ》（長野県）で体験した。

坪庭《つぼにわ》自然園という軽登山コースに行ったはずが残雪で道を見失い、北横岳の山小屋を目指すことになり、ハイキングコース外の雪の斜面を這《は》いつくばって進む羽目《はめ》になった。滑れば下は果てしない斜面だったので、小学二年生ながら死を覚悟した。すると背後から急に暖かい光が差して、あたりが金色の光に包まれた。

キリスト教系の小学校に通っていたので、神様は光だと聞いたことがあった。神様が来てくれた、もう大丈夫だと思った。妹のほうを見ると、笑顔でうん、とうなずいた。同じ神様に守られたと安心した。山小屋に着くと山小屋の人に「こんな小さな子どもたちを連れてあんな崖《がけ》を」と親が叱られた。

近くの七ツ池の表面には大きな雪の結晶のような模様がたくさん付いていた。最近になって調べてみると「フロストフラワー」という水蒸気の瞬間氷結現象で、気温がマイナス一五度以下で、風と降雪のない日に見られるのだという。たしかにそんな日だった。

後に妹に「こうだったよね」と語ると「そうだったね」と言われる日もあれば、「さっすが、詩人は違うね」と突き放されてしまう日もあるので、この場で語ってよいものか迷う。「いや、山には不思議が本当にあるんで、だから分かる」と書くのが精一杯である。山岳信仰も分かる、『人は死なない』も分かる。

近代に入り、臨死体験を多数例、記録した最初の報告は一八九二年に地学者アルバート・ハイムが登山家、中でも登山中の滑落事故の生存者を対象にした調査だとBritish Medical Journalの論文に書かれていた。[*16] 登山家は心身ともに屈強で、さらに合理的、現実主義とされる。このような一群に、臨死体験のような精神的で非合理的な経験が蓄積されている、ということに注目すべきとされていた。矢作氏は亡くなった親族と、霊媒者の「口寄せ」によって会話するなどの経験で、死後の生を実感したという。

救命救急科という科は、日々ことさらたくさんの生死と向き合う場である。交通事故や心筋梗塞《しんきんこうそく》、あるいは自宅療養中の末期がんなど多種多様な緊急疾患が途切《とぎ》れることなく搬送されてくる。それまでのバックグラウンドを知らない患者さんの窮地に突然向き合い、状態が悪い患者さんの場合には、死までの道のりに即断を迫られる。

こうした決断に対しては、日本救急医学会、日本集中治療医学会、日本循環器学会の三学会合同で「救急・集中治療における終末期医療に関するガイドライン」が提唱されている。*17

救命科ではガイドラインに則《のっと》り、進行しきった病気や臓器機能が保《たも》てない大怪我に対して回復に寄与する治療を尽《つ》くした後、呼吸補助や心臓マッサージなど、その場しのぎの生命維持を終了し、死を宣告するという仕事を延々と行なっている。無機質の看取りを担《にな》う中で、看取る人が死後の生を信じるかどうかというのは、看取られる方の心の平安に大いに関与するのではないかと思う。

脳神経外科医が経験した臨死体験

救急医と同様、脳外科医というのもまた、登山家のように心身ともに屈強で医者の中でもことさら合理的、現実主義的な人たちだ。

そんな脳外科医の中でもアメリカ最高学府のハーバード大の准教授であるエベン・アレグザンダー氏が、自ら大腸菌性髄膜炎で死線をさまよった時に経験した臨死体験を、『プルーフ・オブ・ヘヴン』という著作で報告している。*18 そこでは体外離脱体験、そして暗い部屋から光のトンネルを抜け、聖なる人々や世界と至福の邂逅《かいこう》をしたことが綴《つづ》られている。

これまでの臨死体験の報告とほとんど同じ内容であるが、この現象が個人的な経験によらず自然現象であろうという考察は、この本では行なわれていない。医学的・科学的解釈の可能性が簡単に列挙された後、たいして検証せずにそれらの可能性は逆にばっさり切り捨てられていた。

アメリカ最高学府勤務の脳外科医であっても、自らのその経験への科学的解釈をあっさりと拒否し、超科学的説明を志向するのかと驚嘆した。

こうしてみると臨死体験は、超科学的解釈への志向という世界観の転換までを含めた、一様《いちよう》の反応を伴うことが多く、これらの全体が臨死体験の特徴と考えるべきだろう。他人からこの経験を聴取するのと、実際に経験するのとでは、この体験との向き合い方が大きく異なる。

臨死体験の研究最前線

臨死体験には医学が踏み込めない神聖さやあいまいさを保つ要素がある一方で、それでも客観的な研究もまた、進んでいる。検証すべき謎を一つずつ採り上げ、一つずつ実証が重ねられている。

臨死体験では、多様な要素の中から共通項が抽出されている。この共通項をスケーリングすることで、個々の体験の標準化・数値化が可能となった。

最も使用されているスケールは一九八三年にブルース・グレイソン氏によって提案されたGreyson Near-Death Experience Scale（GNDES）である。[*2]

共通する項目が「認知・感情・超常現象・超越」の四つのカテゴリーに分けられ、さらにそれぞれの代表的な事象（例えば認知なら過去の光景や時間感覚の変容、感情なら宇宙との一体感、超常現象なら肉体から離れた、超越なら死者や神に出会った、など）が四項目に分けられ、一項目に対して〇点、一点、二点の、程度による点数が配置されている。周囲の時間が目まぐるしく過ぎたり、反対に自分の思考スピードがとてつもない速度で進むことで周囲がスローモーションのように感じたり、地球上のすべての存在と意識が一体化したりなどがこれに含まれる。満点は三十二点、七点以上で「臨死体験あり」と判定することになってい

図4 グレイソンスケール

認知	1.周囲の時間の加速感
	2.思考速度の加速感
	3.過去の光景の目撃
	4.全てを完全に理解した感覚
感情	5.平和と心地よさ
	6.楽しさ
	7.宇宙との一体感
	8.輝く光の目撃
超常現象	9.鋭敏な感覚
	10.超能力のようにどこか遠くのことが分かる感覚
	11.未来の光景の目撃
	12.肉体から離れた
超越	13.地上でない場所を見た
	14.神話的存在に出会った
	15.亡くなった人や宗教的な人物に出会った
	16.境界やそれ以上進むと引き返せない場所を越えずに戻った

1から16の項目はそれぞれ最大で2点加点される。例えば1については「すべてが同時だった=2点, 普段より速かった=1点, 速度上昇はなかった=0点」となる。このスコアでは生命や精神の危機的状況において7点以上の体験があった場合, 臨死体験があったと判定する。(Greyson B. The Near-death experience scale. Construction, reliability, and validity. 1983;171:369-375を元に著者が整理・作成)

る。

細胞レベルでの生死の攻防

臨死体験については、心停止後に蘇生に成功した患者さん方を対象とした調査が最も多い。

心疾患は、発症直前まで意識も身体活動もすこぶる健康である。突然起きた心筋梗塞などによって突如、心停止し、心臓マッサージなどを経て心拍と呼吸が再開される場合を「蘇生」と言う。この、心停止後に蘇生された患者さんを対象にした前向き研究では、二割強で臨死体験が経験され、経験者は呼気《こき》終末二酸化炭素分圧がより高い傾向があったという。*19

酸素よりも二酸化炭素は肺の中で拡散速度が遅い。

そのため、肺の換気（呼吸）がゆっくり停止すると、二酸化炭素が血液中に溜まる。溜まった二酸化炭素は血液を酸性に傾かせ、細胞に毒性のある状態となる。これを「アシドーシス」と言う。

低酸素や高二酸化炭素によってもたらされたアシドーシスなどの環境では、細胞はエネルギーをうまく産生できないから、それは細胞にとって死に直結する。そうした環境で、神経細胞は一斉にシナプス内外にグルタミン酸を放出する。シナプスとは、大ざっぱに言ってしまえば、神経細胞から別の神経細胞へ信号を伝達するための構造である。神経細胞から放出されたグルタミン酸は「細胞死の連鎖」へのスイッチとして作動する。

この場合起きる主な細胞死は、いわゆる「アポトーシス」である。アポトーシスとは生体の恒常性を維持するのに不必要になった細胞や、有害と思われる細胞が、あたかも自殺するように死んでいく現象のことである。「プログラムされた細胞死」とも言われる。

アポトーシスはネクローシス（壊死《えし》）と違い、死んだ細胞を元にした炎症を起こさない。遺伝子の断片化や貪食《どんしょく》細胞（免疫を担当する細胞の一つ。生体内の異物や老廃細胞などを捕食する）によって片付けられるため、周囲の細胞への影響を最小限に食い止めることができる。

先ほど、神経細胞同士の接合部であるシナプスからグルタミン酸が放出されると書いた。グルタミン酸はドパミンなどと並ぶ「神経伝達物質」である。神経細胞と神経細胞の間には空隙《くうげき》（すき間）がある。そのギャップを飛び越えて、次の神経細胞に信号を伝達するために働くのが、この神経伝達物質である。

前の神経の端であるシナプスから放出された神経伝達物質を、次の神経細胞で受け止める構造を「受容体」と呼ぶ。グルタミン酸をキャッチする受容体は三種類あって、それらをＮＭＤＡ受容体、ＡＭＰＡ受容体、カイニン酸受容体と呼ぶ。

ちなみに受容体はシナプスだけにあるわけではない。だが、ここでは説明の都合上、シナプスでの受容体の働きを図示している。

さて、説明が長くなってしまったが、高い二酸化炭素濃度が引き金になって、細胞がグルタミン酸を放出し、それを受容体がキャッチすることで「細胞死の連鎖」が始まる。とすれば、この受容体の働きをブロック（低下）すれば、細胞死の連鎖を食い止められるということにもならないか。

実は、生体の内部ではそれと同じことが起きている。三種類ある受容体の中でも、ＮＭＤＡ受容体がそれに関わっているのではないかという仮説が、最近、注目されている。

同じ身体の中でも、「細胞死の連鎖」が起きる一方で、それを食い止めるための最後の切り札としてＮＭＤＡ受容体のブロックが行なわれているのではないかというのである（最近ではシナプス外で起きている、グルタミン酸とＮＭＤＡ受容体の関係に注目が集まっている）。

一見、これは矛盾しているかのように見えるかもしれないが、生物には現状（それを恒《こう》

図5 シナプスと受容体

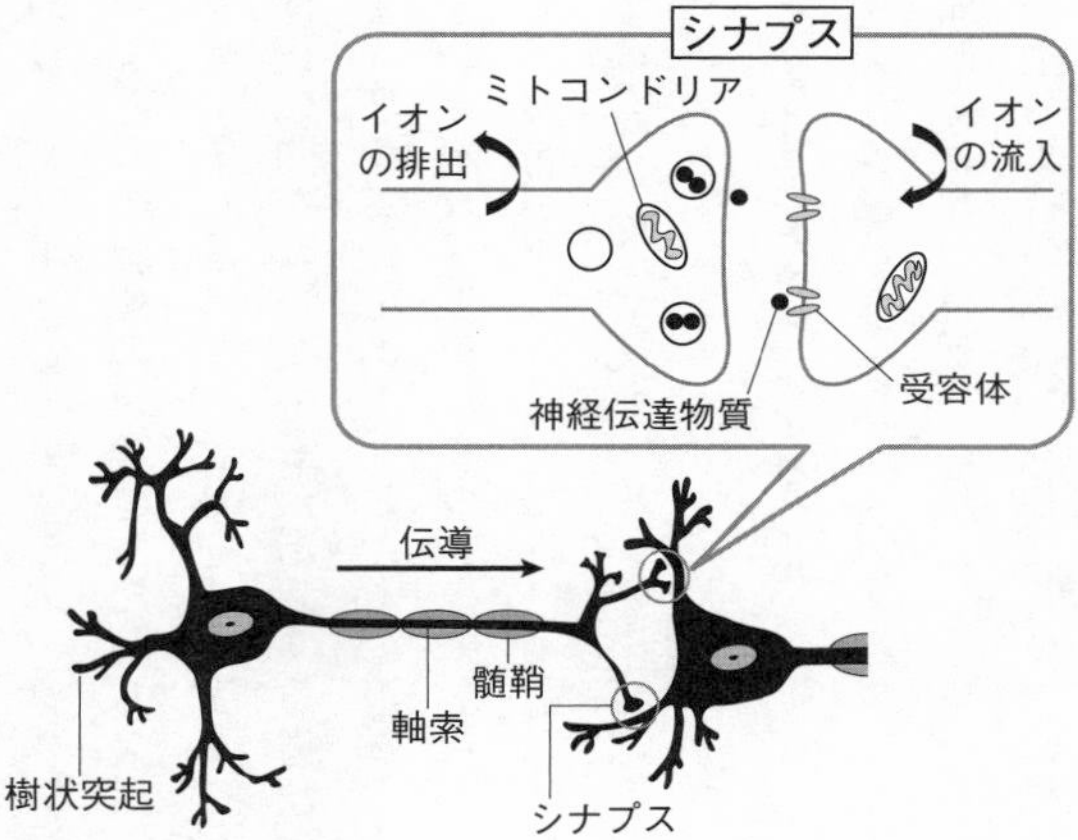

神経細胞は目玉のように見える「核」を持つ細胞体と、周囲に長く伸びる軸索《じくさく》を持つ。神経細胞の内部では豊富なミトコンドリアによりエネルギーが産生されている。

このエネルギーを使ってナトリウムNaやカルシウムCaなどのイオンを細胞外に排出し、神経細胞は静止時にマイナス電荷を帯びるように保たれている。軸索の周囲には髄鞘《ずいしょう》が巻かれ保護されている。電気を流している軸索は電線、髄鞘は絶縁体に例えられる。

一つの神経細胞内では電気信号が情報を伝導する。信号が細胞の端である神経終末に至ると、シナプスと呼ばれるギャップ（すき間）を介して次の細胞へ情報伝達が行なわれる。このシナプスでのやりとりを担うのがグルタミン酸やドパミンなどの神経伝達物質と、それぞれの伝達物質に対応する受容体だ。

神経伝達物質がシナプスに放出されると、次の神経細胞が受容体を介して受け取り、それが電気信号と変換される。この興奮性シグナルは細胞内へのNaやCaイオンの流入を惹き起こし、細胞内が陽性電荷に傾く。細胞内に過剰なCaイオンが流入すればそれは細胞死の誘導スイッチとなる。

常性《じょうせい》と言う）を維持する「ホメオスタシス」という性質がある。急激な死への動きに対して、そのカウンターとしてホメオスタシスが働いていると考えれば、これは矛盾とは言えない。そもそも細胞死の連鎖、すなわちアポトーシスが起きるのも、状態が悪化した部分を切り離すことによって、全体を生かそうという働きであると解釈することができる。

細胞は死の間際にあっても、あらゆる方法を用いてその細胞が属する個体を生きながらえさせようとするのである。私たちの身体の中では、その死に直面して、細胞レベルで生きるべきか、死ぬべきかのせめぎ合いが起きていると考えられるのだ。

そして、人間が死に直面した時に「臨死体験」をすることの説明として、このＮＭＤＡ受容体での「攻防」が関わっているのではないかとする見方が最近、提唱されているのだ。

透析患者はなぜ臨死体験をするのか

臨死体験とＮＭＤＡ受容体の関係について述べる前に、透析患者における臨死体験の話を付け加えておきたい。

人体が生命維持の危機に瀕した時に、臨死体験がもたらされるという仮説を裏付けるうえで参考になるのが、人工透析患者さんでの研究である。

糖尿病性腎症や腎炎では、長い時間をかけて腎臓の濾過《ろか》機能が落ち、尿が作られなくなり、代謝で作られる毒性物質や水分が身体に溜まってしまう。それが尿毒症《にょうどくしょう》と呼ばれる極期に至ると、肺に水が溜まり呼吸困難となると同時に、毒性物質によって脳の機能が低下し、意識障害を経て死に至る。

このような慢性腎不全に対する治療法に、維持透析といって、二日に一度、数時間かけて体外装置に血液を通して毒性物質を除いてまた身体に戻すという方法がある（いわゆる人工透析である）。

息苦しさや倦怠感《けんたいかん》で寝たきりとなっている患者さんは透析によりスポーツができるまでに回復するが、透析を受けなければ尿毒症物質の蓄積が必発である。この、体外の装置に血液を流し、また戻すという数時間の作業の間、テレビを見たりうとうとしたりしながら過ごすことが多いがこの間、血圧は大きく変動して、結果、脳や身体は危機的状況に近くなる。

このような人工的な身体環境を慢性的に強《し》いられている透析患者さんでの臨死体験を調査した報告がある。[*20] 透析患者の六％で臨死体験があり、その半数で体外離脱体験を伴ったとされていた。

臨死体験は現実なのか、空想や幻覚なのか

臨死体験は、実際に魂が体外に出て、天国のような場所を見てきて引き返しているという現実体験に近い性質を持つのか、それとも従来の常識のように空想や夢に近いのかということは、これまで宗教や超科学的に追求されてきた。その謎に科学が挑んだ報告もある。

臨死体験中の脳波の研究では、この時、脳波はエピソード記憶（その人が経験した出来事に関する記憶）と同じパターンを示し、想像する時の脳波とは異なることが示された。[*21] 自己意識が保たれ、光景は詳細で、さらに感情情報を伴うことも空想や夢とは異なるとされている。

一方で現象としては幻覚と区別がつかず、脳機能としては麻酔薬や幻覚剤を使用した時と同じことが起きているのではないかとする説も有力である。

筋緊張や意識を保ったまま、完全に無痛とすることができる麻酔薬であるケタミンは、幻覚作用と嗜癖《しへきせい》性から現在日本では臨床使用されていない。しかし幸福感と健忘という副作用があり、即効性のある抗うつ作用を持つことから、抗うつ薬として使用しようという動きがアメリカで高まっている。[*22]

このケタミンは、先ほど紹介したＮＭＤＡ受容体に作用し、その機能を低下させる薬剤

である。NMDA受容体機能を低下させると除痛《じょつう》（鎮痛）、幸福感、意識を保ったままの幻覚、体験中の健忘、筋緊張亢進《きんきんちょうこうしん》が起こる。*23

それは「危機的状況への対処」から進化した

先述のGNDESを用いると、さまざまな状況下での臨死体験スコアが比較できる。この発見が臨死体験を惹き起こすメカニズムの薬理学的考察を可能にした。

心停止を経験したことのある患者群の平均スコアは、ケタミン使用での平均スコアおよび、「N，N－ジメチルトリプタミン」という、セロトニン2A受容体を刺激する幻覚剤使用での平均スコアと同じという報告がある。セロトニン系の活性化はその結果としてNMDA受容体機能低下を導くことから、NMDA受容体への機能低下作用が臨死体験現象を惹き起こしている要《かなめ》なのではないかと考えられ始めた。

NMDA受容体機能のブロックは最も即効性があり強力な抗うつ作用を持つと、先ほどケタミンの話で述べた。そこから、「危機的状況で臨死体験が起きるのは、危機的状況に対する適応反応であり、生存可能性を高めるのではないか」という、進化学的な考察もある。

例えば、カエルの捕食行動で昆虫が狙われたとする。カエルは動かないものは認識できないため、狙われた昆虫はその場で慌てふためくよりも動きを止めて、恐れもなくしてよい夢を見ていればよいのである。逃れることのできない危機的状況で、パニックになるよりもその場を動かずじっとしているほうが生存可能性を上げるというのは、動物行動学的に妥当と考えられている[*1]（235ページ後述）。

また多数論文のメタ解析でも、ケタミン使用に関する論文と臨死体験の論文とは言語分析上、最も多く共通項が見られるため、臨死体験時にはNMDA受容体機能低下が起きているのではないかと推察する報告がいくつかある。[*24・25]

一つの仮説として、グルタミン酸放出でNMDA受容体が活性化されると、細胞を保護するための反動として、まだ存在さえ明らかになっていないケタミン様物質が出てNMDA受容体機能が低下するのではないかと考察されていた。

虐待や薬物依存と臨死体験

ところで、体外離脱体験の章（第一章）でも述べたが、臨死体験と解離症／解離性障害はいずれも幼児期の身体的・精神的・性的虐待があると体験頻度が上がり、薬物依存症もまた同じく幼児期に虐待を受けることがリスクとなる。[*26]

繰り返しになるが、ケタミンの研究から、NMDA受容体の機能低下には幸福感や抗うつ作用があることが分かってきた。

そして、アルコールや違法薬物の多くは、このNMDA受容体機能を低下させる作用を持つ。虐待を受け傷ついた心は、アルコールなどの薬物やその離脱によるNMDA受容体機能の低下を、通常の人よりも必要とする性質を持っているとも言える。

薬物依存症を毛嫌いする風潮は遵法《じゅんぽう》精神としてまっとうなのだが、薬物依存症の根絶を社会として目指すならば、虐待を減らすこと、虐待されて傷ついた心を持つ人の不安を増強させないよう、社会の相互扶助システムをより強固に構築し、助け合うことが必要なのだ。

責めれば責めるほど、薬が必要になるだけである。薬物依存症を毛嫌いして、救いの手をすべて断ち切って社会から隔絶させることは、依存を増やすだけである。そして人間は他人が遭《あ》っている、ひどい目を目撃することでも自分が傷つけられた時と同じ前部帯状回《たいじょうかい》という「痛みの中枢」が作用してしまう。[*27]苦しんでいる人を苦しめ続ける社会は、脳神経内科学からすれば、薬物依存症の増加や虐待の連鎖を生み出すだけである。

苦しんでいる人に手を差し伸べること、それこそが、虐待や依存症の根絶を目指せる道なのだ。臨死体験の研究は、このような思わぬ出口に通じていた。

第三章　譲り渡される命と心
――誰が「生と死のボーダーライン」を決めるのか

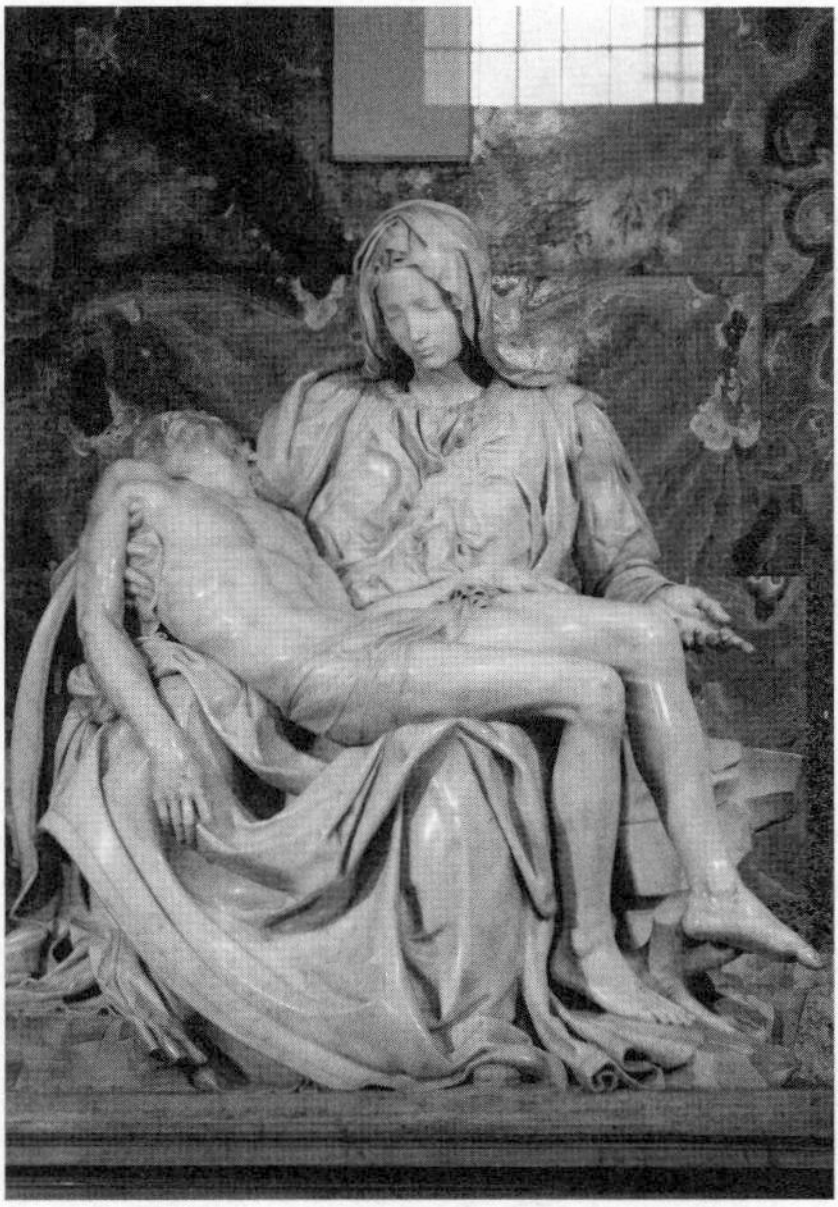

ピエタ（ミケランジェロ、サンピエトロ大聖堂）、
本文157ページ ©Science Source / amanaimages

エピソード「心臓マッサージ中に意思表示した」患者さん

語り手　研修医

患者さんは最近でも日経新聞に目を通し、救急搬送される前日まで自分らしい生活を送ることができていた。

ある日の午後二時、自宅ソファにうつぶせでうずくまっているところを妻に発見され、救急要請となった。妻は孫の学校行事で行なわれた心肺《しんぱい》蘇生術《そせいじゅつ》の講習会に参加したことがあり、咄嗟《とっさ》に心臓マッサージを行なった。救急隊到着時、脈拍触知《しょくち》せず血圧測定できず、下顎《かがく》呼吸（下顎《したあご》をわずかに動かして、息をしているかのような動きをすること。終末期や意識障害の時に起きる）を呈しており、意識はなく、その場で胸骨《きょうこつ》圧迫による心肺蘇生術が引き継がれた。救急要請から八分で三次救急病院[*1]であるこの病院へ搬送された。

救急外来からチームで出迎え、ストレッチャーへ駆け寄った。絶え間ない心臓マッサージは移動中も続けられ、自発呼吸や意識がないことを確認しながら、人工呼吸器の準備のある救命センター救急室へ向かい、救急隊から医師チームへ心肺蘇生を引き継いだ。

一年目研修医が心臓マッサージを、二年目研修医である私は患者の口元でバッグバルブマスクでの換気を、もう一人が腕から静脈路の確保を行なった。もう一人の研修医は鼠径部《そけいぶ》の動脈から採血を行ない、検査室へそのまま走った。レジデント（初期研修を終えて、専門的な研修を受けている医師）がエコーで心臓や胸腔《きょうくう》、腹腔《ふくくう》を精査し、上級医が全体と心電図に目を配る。心電図モニターは横一直線、心静止《しんせいし》であり、心肺停止時のアルゴリズム（手順）に則《のっと》り、除細動《じょさいどう》を行なったが自己心拍は再開しない。続いてエピネフリン投与を行なった。救急隊到着時、速《すみ》やかに開始された心肺蘇生術は適切であり、自己心拍の再開が期待される状況で、皆、「まだ間に合う」と念じながら三分ごとに交代で胸骨圧迫術ならびにマスク換気を続けた。

突然、心臓マッサージ中の医師の手首ががっと摑《つか》まれた。やせ細った患者さんの手が、弱々しいながら摑んでいるのだった。上級医が即座に「ストップ！

心電図を確認する」と声かけし、心臓マッサージが中断された。モニター音とバッグバルブマスクの換気音だけが室内に響く。皆で固唾《かたず》を呑《の》んで心電図を見守るが、心電図は横一直線のままであった。心臓マッサージが中断されると、手首を掴む手はバタンと落ち、ピクリとも動かない。

「再開！」。合図でふたたび心臓マッサージを開始した。だがおかしい、おかしいと皆、首をひねる。自己心拍が再開せずに、つまり正常な心電図が見られないまま手首を掴む、つまり意識を回復するというのは異常事態だ。看護師さんがモニターの接続や電源を指差し確認で点呼する。何も問題はない。研修医は粛々《しゅくしゅく》とただ目の前にある仕事を遂行するまで。

心臓マッサージを継続する。すると今度は患者さんは上体を起こして、先ほどより力強く心臓マッサージの手をはねのけ、「もうやめろ」と叫んでふたたびバタンと崩れた。固唾を呑んで見守る心電図は横一直線。ピクリとも動かない。心電図は筋肉の電気活動を拾うように設計されており、心電図が横一直線というのは心筋が活動していないことを意味する。心臓マッサージは、身体の外側から袋状の心臓付近を押し込み解放し、押し込み解放し、を繰り返すことで心臓の筋収縮の代わりをして全身の血管に血液を送ることである。心エコーで診る限りは心嚢液《しんのうえき》の貯留《ちょりゅう》など、追加処置をすべきものはなく、心筋自体が動いていないことが確認された。

ふたたびの合図で心臓マッサージが再開された。鼠径《そけい》部の動脈採血を検査室で迅速《じんそく》分析していた研修医が結果を持って走って帰ってきた。動脈血の酸素分圧や電解質を読み上げる。

心肺停止で運ばれてきた患者さんの多くが、この結果に異常がある。つまり、なんらかの理由で心肺機能が停止してしまってから有効な蘇生術に至るまでの時間に数分以上かかり、すでに生命維持が不可能な変化をきたしているということが分かるのである。心肺機能の完全な停止から復活するには、残された時間は生命維持にとって五分、完全な脳機能回復にはさらに短い猶予しかないのだ。

この結果が読み上げられ、異常が確認されると通常、上級医は別室で待機する患者さんの関係者の元へ行く。このまま心臓マッサージを続けても蘇生の見込みは低いことが説明され、患者さんの関係者は、それでも心臓マッサージを続けるかどうかをその場で判断することになる。この判断には、元気な頃に本人が心肺蘇生処置を受ける意向を示していたかどうかが重要となる。

だが今回は、動脈血はほぼ正常であった。やはり、損傷があるのは心筋だけなのだ。だがその心筋には、回復の余地がない。

そのうちふたたび患者さんが動き出した。「痛いからやめろって」。ふたたび心臓マッサージの手が掴まれた。それまでの経緯を知らない動脈血分析担当の研修医は「わあ！」と歓声を上げて喜んだが、ほかの皆の顔は浮かない。手首を掴まれた研修医は今度はひるまず続ける。すると患者さんが叫んだ。「もういいから！」。手が止まる。するとまた意識を失った。

上級医は心電図と見比べて首を傾《かし》げている。研修医は交代で心臓マッサージを続ける。

意識の再開は、通常は自己心拍の再開とセットだ。自己心拍さえ再開すれば、呼吸の補助は人工呼吸器に任せることができる。脳が生きているので完全な回復も期待できる。

しかし、今回のように心拍が薬によっても再開せず、心臓マッサージ中にしか維持されない場合、瞬時に心臓を付け替えないでもしない限り、循環が維持できない。要するに現在の医療技術では命をつなぐことはできないのだ。

そこで上級医が別室へ行き、しばらくして涙に暮れるご家族たちと戻ってきた。心臓マッサージが続けられる中、ふたたび本人が叫んだ。「痛い！　もういい！」。手が止まり、ご家族も含め固唾を呑んで見守るが、自己心拍は再開せず、ふたたび心臓マッサージが再開されようとした。

「分かりました。もういいんです。やめてください」

ご家族の中から妻が前に出てそう言うと、本人の耳元で声をかけた。「あなたこんな土壇場《どたんば》でもご自身で決めるのね。本当に尊敬します」。そして医師の方を向き、「ありがとうございました。主人も天寿《てんじゅ》を全《まっと》うできて満足していると思いますので、私たちも見送りたいと思います」。モニター音だけが響く中で、そうそう冷静に判断できることでもないと思うが、そう言ったのだった。

皆が深々と頭を下げた。ご家族と患者さんのお別れの時間が設《もう》けられ、ほどなくしていわゆる「死の三徴《さんちょう》」、心拍の停止、呼吸の停止に続き、瞳孔《どうこう》の散《さん》大《だい》・対光反射の消失が確認され、ご臨終《りんじゅう》であることがご家族に告げられた。

同じ人生がないように、同じような死もない

エピソードホストの方は、心臓の拍動が完全に止まった後も、心肺蘇生術（心臓マッサージ、除細動、人工呼吸などの人工的な処置）によってかろうじて呼吸と血液循環を保たれた短い時間に、自らの死という意思決定を行なうという見事な大往生を遂げた。

通常、心肺停止状態で心臓マッサージを受けながら病院に到着する事例のほとんどが、三〇分以上の救命処置を施《ほどこ》しても改善の兆《きざ》しがなく、死亡確認となる。かりに脈拍が再開しても脳ではすでに全機能が停止しているために、呼吸が戻らない。よって人工呼吸器に繋がれる場合に、かろうじて「心臓死」を免れる状態となる。このような例の多くでは、倒れてから発見されるまで、それから発見されてから心臓マッサージ開始までの時間が経《た》ちすぎてしまっている。

心停止からたった五分で、脳では不可逆性の傷害が起こり、一〇分で生存が難しくなる。この短い五分間にたまたま居合わせた人が心肺蘇生の心得があって、心臓マッサージが開始された場合だけ、後遺症なく回復する可能性が残されている。

ちなみに、ここで紹介したエピソードは個人や関係者の特性を変えて記述している創作だが、実際に心臓マッサージ中のみ会話はできるが、マッサージを止めると即座に「死の

三徴」に至ってしまう患者さんにお会いしたことがある。だが、そのようなことはそれ以前にも以後にも一回きりである。要するに医者にとってありふれた場面ではないが、特段驚くことでもない。

日夜、救急の現場では一人一人に、ありえないような一回性の死が訪れていることを目の当たりにする。同じ人生がないように、同じような死はなかった。生きざまがそれぞれであるように、死にざまも似たものがない。

ＡＥＤが生存率を飛躍的に上げる

心停止が病院外で起こった場合、救急隊の到着を待たずに心肺蘇生術が行なわれるのは、現在でもまだ半数強であるとされている。「日本ＡＣＬＳ協会ガイド」ホームページには最新の消防庁のデータが紹介されている（ＡＣＬＳとは、Advanced Cardiovascular Life Support の略称で二次心肺蘇生法のこと。医療施設において医師を含む医療従事者のチームによって行なわれる心肺蘇生法を言う）。

総務省消防庁の『令和元年版　救急・救助の現況』では平成三十年に、救急搬送された、心肺停止の瞬間を市民に目撃された心原性心肺停止者は約二万五〇〇〇人で、そのうち、目撃者が心臓マッサージなどの心肺蘇生術を行なったのが六割弱である。目撃者によって心臓マッサージが行なわれたうち、一ヶ月後の生存者が二割弱、社会復帰は一割強であったという。目撃者による心臓マッサージが行なわれない場合にも救急隊到着時から心臓マッサージは開始されるが、生存は一割弱、復帰はその半分とひじょうに少ない。

しかし、目撃者が心臓マッサージに加えて、ＡＥＤ、つまり除細動器《じょさいどうき》を用いた心肺蘇生術を行なった場合には、生存が六割弱、復帰が五割弱と飛躍的に増える。

この数字は年々増えてきており、ＡＥＤの普及やＢＬＳ（一次救命処置）、ＡＣＬＳ（二次心臓救命処置）などの心肺蘇生術講習会の普及が大きな役割を果たしていると見られる。

心肺蘇生術はとても単純化されているので、トレーニング・ラボなどで開かれる講習会に一度でも参加すれば要領が摑める。また、あちこちに設置されているＡＥＤは、そのケースを開けば音声ガイドが再生されるので、臆《おく》せずにＡＥＤを開いて指示に従っていただければ誰もが命を救うという大仕事に参加できる。欧米では心停止後の蘇生率が日本より高い。一人でも多くの人に心肺蘇生術の心得《こころえ》があれば心肺停止者の生存と社会復帰を増やすことができる。

「死の三徴」とは

交通事故や心筋梗塞、くも膜下出血などによる急死でも、感染症などやや早い経過の先の死でも、がんやALSなど長い闘病の末の死でも、死の直前には呼吸が浅くなり、脈拍が速くなり、そして徐々にそれらは数と力を減じて、止まる。死の少し前に呼吸が浅くなり、脈拍が速くなるのは、失血や酸欠、発熱で血液中のpH《ピーエイチ》が酸性に傾くので、それを呼吸で二酸化炭素を飛ばして中性に戻すためである。

そのような段階を越えて、もう引き返すことができないまでに病状や衰えが進んでしまうと、全体の維持は終焉《しゅうえん》を迎える。つまり、死に至る。

死の三徴は、古典的には「不可逆的な呼吸の停止、心拍動の停止、瞳孔散大・対光反射の消失」とされてきた。もう二度と息をしない、もう二度と鼓動がしない、そしてもう二度と脳が世界に反応しないこと、この三つが揃うことが死と定義される。

施設や病院、あるいは在宅診療医の自宅への往診で、ご臨終《りんじゅう》の場に立ち会った方は知っているだろう。ご家族が集まった中で、医師は死を宣告する前に、確認作業を行なう。口元に手をかざし、呼吸を見て、胸に聴診器をあてて心音を聞き、あるいはそこが病院ならば心電図モニターが横一直線であることを確認し、そして、まぶたをそっと開いて瞳孔にペンライトをかざす。

瞳孔は、動眼神経という神経が支配しており、その中枢は中脳と呼ばれる脳幹《のうかん》にある。大脳よりも進化上、古い器官である脳幹は、低酸素などの危機に際して最後まで生き残る力がある。光を当てると瞳孔がキュッと小さくなる対光反射は、脳幹反射の一つであり、つまり対光反射の消失は脳幹という人体の生命維持装置の停止を意味する。

呼吸や心拍とともに対光反射が見られないということを確認すると医師は「ご臨終です」と告げることになる。

複数存在する「死の定義」

さて、エピソードホストの患者さんの死はいつ訪れたと言えるだろうか。

この場合、心臓は止まっていても脳は生きていた。心臓を中心に考えると死んでいたことになり、脳を中心に考えると生きていたと言える。

最近の風潮では、「心臓の死ではなく、脳の死こそが本当の死なのではないか」という心情もあるので、もう少し詳しく死の定義を述べたい。

医療現場の死の定義には、現在、世界でも我が国でも、「心臓死」と「脳死」の二つが目下、稼働中である。古典的な「死の三徴」が揃うのが心臓死で、人工呼吸器をつないでいるために呼吸が維持されて心臓が拍動しているものの、呼吸の司令塔である脳が壊滅的なダメージを負っている状態が脳死である。

「死」となるとさすがに絶対的な区分を持っていそうな気がするのだが、実際にはグレーゾーンが存在する。これが臨床医学の現場である。

医学や科学に絶対はない。科学はできるだけ単純化して説明することを心がけるべき学問だ。そのために一つの命題を立て、帰無仮説《きむかせつ》（否定されることを期待する形で提出される仮説）を立て、その仮説を否定することで妥当性を把握する。

それによって理論上、「死」を単純化したとしても、生体の中では命題が単一で存在しているわけではない。診断や治療方針は、いろいろな要素がごちゃまぜの中に立ち現われる。この時、時代背景や世界情勢、主観なんてものが、科学的根拠と同居している。

だからと言って、主観だからそこには論理がない、操作や忖度《そんたく》なんかの上で成立しているものなんだ、という悲観主義は間違いである。

生命は人間の操作や忖度がとうてい及ばないほど遥《はる》かに多数の複合要素の中から、自然選択さながら選び取られていく。その行方をせいぜい占《うらな》うくらいの力が、医学のエビデンスなのである。

臓器提供が前提となっている「脳死」

「脳死」という言葉は有名だが、正確な意味を知っている人はどれだけいるだろうか。日々、診療をしていて、呼びかけに対して反応ができなくなった患者さんを見て、ご家族から「もう脳死ですか」と聞かれることは多いが、人工呼吸器に繋がれずに自らの力で呼吸しているという場合、脳は生きている。このことはあまり知られていない。

さらに、脳死の定義が国ごとで違うこともややこしさに拍車をかけている。[*2]

だが、現在、世界中で共通している「脳死」の前提は一つだけある。

脳死の唯一の前提、それは臓器移植を行なえる医療設備が整っている環境において、その患者が臓器を提供するドナーとなる場合にだけ「脳死かどうか」が問題とされる。これに尽きる。その死が、他人を生かす可能性がある場合以外には「脳死かどうか」は判定しない。

臓器移植への準備がある病院で、臓器提供への意思表示が明確に示され、診察と検査結果で条件が揃うならば、臓器移植法に基づいてそれが「脳死」という「死」であると判定される。法律の下での判断であるため、診断ではなく判定である。死という自然現象に比して、「脳死」とはたいそう人為的な存在なのだ。

脳が死んでしまうと、脳が調節している呼吸が止まる。そのため、酸素を臓器に供給できず、やがて酸素欠乏により細胞が充分なエネルギーを産生できなくなり、心臓は拍動を止める。心臓と脳は当たり前だがつながっている。自然な環境では、脳の死からほどなくして「心臓死」がやってくる。その反対に、心臓死もまたほどなくして脳の死につながるのである。

だが、現代医学に不可欠な装置である人工呼吸器を用いれば、脳からの呼吸司令を受けなくても、人工的に圧をかけて肺に酸素や大気を送り込み、物理的に広がった肺から酸素交換を行なうことができるため、脳が機能を止めた後も、酸素を得た心臓は動き続けることができる。つまり、心臓からの酸素によって、さまざまな臓器を生かし続けることができるので臓器移植が可能になる。この前提があるからこそ現在の意味での「脳死」という状態が存在する。

逆に、心臓が死に、血液によって酸素供給ができなければ、脳や他の臓器を生かすことはできない。ゆえに心臓死はどんな状況でも「死」を意味する。

脳死の定義

脳障害をきたし、人工呼吸器につながれた患者さんが、万が一の場合に備えて臓器の提供を元気なうちから想定していたり、ご家族が希望された場合、脳死かどうかが検討されることになる。

意識障害の始まりと人工呼吸器の使用開始から六時間以上経過していること、原因不明の脳障害ではなく、必ずCTやMRIで脳出血や低酸素脳症など、明らかに全脳障害を示す画像異常があること、低体温でないこと、収縮期血圧が保たれていること、低血糖など代謝性疾患が否定されていること、鎮静剤や筋弛緩薬《きんしかんやく》を使っていないこと——これらの条件をすべて満たした場合、担当医と脳神経内科医もしくは脳神経外科医の少なくとも二人以上の医師が、脳死判定のための診察を行なう。診察では脳—脊髄反射の欠如、脳幹反射の消失が確認される。

脳幹反射は具体的には、通常のご臨終の際に確認する瞳孔の所見を最初に確認する。瞳孔が開いてしまっている上に光を当てても瞳孔が小さく閉じないことを確認する。次に角膜を綿棒で刺激し、瞬《まばた》きが起きないことを確認する。

ほかに、通常の死亡確認では行なわないことだが、喉の刺激や、気管に挿入している管にカテーテルを差し込み気管の刺激を行なったり、顔面に痛み刺激をして反応をみたり、耳の中に冷水を入れて眼球が動くことがないかどうかも脳幹反射の診察では行なう。[*3]

最後の診察は、自発的な呼吸がないことの確認が必須となる。無呼吸テストと言って、人工呼吸器を短時間外すのであるが、この診察を行なうと、酸素の欠乏による臓器障害のリスクを伴うため、それまでの診察で脳死であるという確証が得られるまで行なわない。

日本ではこれらの診察に加えて脳波が平坦であること、すなわち脳の電気的活動が脳波で一切拾えないことが脳死判定の必須項目であるので、脳波検査が終わってから無呼吸テストを行なう。臓器障害を防ぐために一〇分間の純酸素投与を充分行なったあと、人工呼吸器の回路を外し、自発呼吸がなく、そのために一〇分後に血液中の二酸化炭素分圧が上がることを記録する（自発呼吸がないので、肺は二酸化炭素を血中から排出することができない。そのために血液の二酸化炭素濃度が上がる）。一度目の診察と検査ですべて揃うと、六時間後にもう一度同じことを行ない、すべての項目が揃うと脳死と判定される。

心停止で始まる臨死体験のプロセス

眼球や皮膚は心臓が止まって亡くなった方から提供されるが、肝臓、腎臓、肺は生体移植といって、生きている親族からの移植が可能である。

ただし心臓移植はというと、二つずつの心房と心室はそれぞれ別の役割を持ち、分けることはできないため、生体から提供することはできない。また、一度完全に止まった心臓、「心臓死」を経た移植が成功する確率はとても低い。心臓が活動を保ったままの状態、すなわち脳死者からの臓器提供を要する。

日本ではまだ行なわれていないが、欧米を中心に世界各地では「計画的な心臓死後の臓器移植」というものも存在する。

脳死判定の基準は満たさないものの、壊滅的な脳障害で生き延びる見込みはなく、延命治療と化している人工呼吸器を外せば即座に心停止を惹き起こすという場合、臓器摘出と移植先の準備が整《ととの》い次第、人工呼吸器を外す。心電図で心停止をきたした瞬間、死亡宣告に次いで臓器摘出が行なわれる。

この場合、心臓死であるが心臓も移植に適した状態を保つことができるし、提供可能な臓器は脳死と同じく多岐にわたることになる。死者の中で生き延びた臓器は、次の人の身体の中で文字通り第二の人生を生き延びることになるのだ。

死の恐怖を緩和させるために臨死体験は起きる？

話を戻せば、心臓が止まると、肺へも全身へもポンプとして送り出していた血液が送られなくなる。肺で酸素交換ができなくなると同時に、血流が停滞し、各臓器に酸素が届かなくなる。

各臓器に届けられた酸素は一つ一つの細胞内にあるミトコンドリアの中でエネルギーを作り出すことに用いられて、二酸化炭素を放出する。

エネルギーの大本は主にグルコースだが、ミトコンドリア以外でエネルギーを産生できるのは「解糖系《かいとうけい》」と呼ばれるエネルギー産生の初期段階までで、これには酸素を必要としない。だがミトコンドリア内で酸素を使った本格的なエネルギー産生を行なわなければ、細胞内には解糖系の産物であるピルビン酸が乳酸に変換され蓄積し、細胞も血液も酸性に傾いてしまう。

脳は全身の臓器の中でも最もエネルギーを必要としている臓器だ。解糖系だけのエネルギー産生で脳細胞が正常な機能を維持できる時間はたった数分であるとされている。たった数分ほどで後戻りができないまでの機能停止が起こる。

脳細胞は核のある細胞体から軸索《じくさく》と呼ばれる長い突起を伸ばしており、その軸索ではエネルギーを用いて内外の電位差を維持することで電気伝導を行なっているため、大量のエネルギーを必要としている。この電位差を維持できないと神経は電気信号を送ることができない。また、軸索内輸送にもエネルギーを要する。

伝導や軸索内輸送が止まると神経細胞同士のネットワークの調整を行なっているゲートであるシナプスから一斉に興奮性神経伝達物質であるグルタミン酸が放出され、脳傷害の最終段階でみられる全脳の「脱分極《だつぶんきょく》」が惹き起こされる。次にアポトーシスという細胞の片付けが始まり、脳細胞の骨格は崩壊し、融解を始めてしまう（107ページ参照）。

臨死体験の研究報告では、この「脱分極」期に、死の恐怖を緩和させ、世界と調和を感じる神々《こうごう》しい経験である臨死体験が起こるとし、自然な死の経過にはこのような現象を伴うのではないかとされている。*2

技術の発達が変えていく「終末期医療」のあり方

心臓マッサージは、心臓とその周辺の胸郭をリズミカルに押すことで、心臓のポンプ機能と胸郭の圧変化という物理的な酸素交換・送血を身体の外側から行なう技術である。一つの器具も要さない単純作業だが、生命維持に必須の生理機能を肩代わりできる。

機械を用いるものでは、体外循環や人工呼吸器などがある。重篤《じゅうとく》な心筋梗塞や大動脈解離など、心臓がぎりぎり働くが完全ではないという段階で、人工呼吸器と体外循環を回し、心肺機能を身体の外の機械で肩代わりし、その間に、心臓や大血管の手術をして死を免れる方法は日常的に行なわれている。このような生命維持技術の革新によって、死の定義や「終末期医療」の定義は塗《ぬ》り替《か》えられてきた歴史がある。現時点での医学的な死の定義はつねに、未来には覆《くつがえ》る可能性があるのだ。

死の定義は医療技術の発展とともに塗り替えられてきた。

一度壊れてしまった脳は、現在の技術では元に戻すことはできない。では脳の完全なる治療は将来、可能になるだろうか。心臓死後、低酸素により機能を停止した脳をもう一度動かしてみる試みが二〇一九年にNatureに報告された。

豚の遺骸から脳だけを取り出して、細胞保護液を満たした箱に入れ、死後四時間経過後に体外循環システムにつなぐという一見して極めて単純な方法で、死後六時間後にも脳細胞が浮腫を起こさず、顕微鏡下での観察でも無傷のまま脳血管灌流《かんりゅう》を保《たも》つことができたという報告である。*4 脳傷害の最終段階でみられる全脳の脱分極を惹き起こさずに脳の細胞骨格を維持し、壊死《えし》をきたすことなく、正常なシナプス活動および電気活動をふたたび確認することに成功した。一度、死亡が確認されてから数時間後に蘇生を試みるなど、これまでの医療では考えもしないことだった。スティーヴン・キング氏のホラー小説『ペット・セマタリー』(文春文庫)を思い出す。

脳を摘出せずに生体内で蘇生できる技術が遠い未来に実現すれば、人の死の定義は覆《くつがえ》る。脳に傷がなければ蘇生できるとなると、心肺停止状態で病院に搬送された人の蘇生率や社会復帰率を劇的に改善させることができる。

平成三十年に救急要請された二万五〇〇〇人ほどの、目撃者ありの心停止者のうち、目撃者が心臓マッサージなどの心肺蘇生術を行なったのが六割弱、そのうち一ヶ月後の生存者が二割弱、社会復帰は一割強、目撃者による心臓マッサージが行なわれない場合が四割でその一割弱しか生存できず、社会復帰は五%未満という数字を先に挙げた。つまり二万五〇〇〇人の心肺停止者のうち二万三〇〇〇人は社会復帰できていない現状がある。それは心肺停止からたった数分で不可逆性の脳機能停止に陥《おちい》るためである。

この数分を数時間に延長できれば、事態は大きく動く。例えば川やプールで溺《おぼ》れて捜索の末、水底から発見された心肺停止者、目の前で動脈を刺されて失血した心肺停止者などを、ふたたび生の方に引き戻すことができるようになる。

そして逆に、臓器移植を前提としない脳死の法的な「判定」ではなく医学的な「診断」が必要となる日が来るだろう。脳の死こそが生命の死を規定する時代がやってくる。

神経再生の可能性

心臓や肺、血液循環によって脳が傷害を受ける低酸素脳症は、そういうわけでいつか治療が実現するかもしれない。

一方で、脳卒中など脳細胞が直接的に傷害を受ける疾患も、突然の心肺停止をきたす疾患に含まれる。脳自体の一次的な傷害の場合、治療は可能だろうか。

脳は肝臓や皮膚とは異なり、一部が欠けたからといってメキメキと細胞が増殖して再生する、ということはない。それどころか、五センチほどの脳梗塞や炎症であっても、それが一次運動野《や》だったり言語野だったりすると、生涯にわたる重篤な後遺症を残してしまう。胎児期や新生児期、乳児期には爆発的な細胞数の増加を見せる脳だが、成人期の脳では細胞分裂はしない、再生しないと長年考えられてきた。

だが、一九六〇年代からラットなど哺乳類の成体の脳でも神経細胞が新しく生まれ続けることが発見された。そして一九九八年にはNature Medicine誌上で突如、成人のヒトの脳でも神経新生が行なわれていると報告された。[*5] この観察はその後、ほかのどのグループにも追認はされていないものの、海馬《かいば》や脳室周辺などで成人期にも神経細胞新生が行なわれているだろうと近年の Cell で改めて述べられている。[*6]

脳は頭蓋骨の中で脳脊髄液《のうせきずいえき》という無色透明の液体に浮かんでいて、その液は脳の内部の脳室という場所で産生され、頭頂部から脊髄の一番下までを循環している。この脳室の一層内側には上衣《じょうい》細胞という特殊な細胞が敷かれており、その上衣細胞の、さらに内側に脳室周囲領域という特殊な細胞層がある。ここに、神経新生を行なう神経幹細胞《かんさいぼう》が存在し、ここで新生した細胞は、脳の中を移動しているとみられている。[*7]

今世紀初頭にさかんに成人期の神経新生についての報告が行なわれ、この問題は決着がついたように思っていたが、それから二〇年後の現在、同じ研究グループから、成人の神経細胞新生は、新生児の脳と比較するとほぼ検出できないほどわずかだった、という報告が Nature に出ていた。[*8] 神経に、肝臓のような劇的な再生力は秘められているのか。神経新生のスイッチを人為的に入れることは可能なのか。実用化までには、まだ途方もない道のりを要する。

揺れる「生死のボーダーライン」

「人生の最終段階にある医療 End-of-life care」とは「終末期医療 Terminal care」を言い換えた言葉で、近年普及が努められている。日本語の「終末」には含まれない意味だが、Termination には「終わらせる」という能動的な終末観が含まれてしまうため、より自然な、誰にとっても受動的な終わりという意味でこうした名称になったのだろうと思われる。

「人生の最終段階」、あるいは「終末期」とは何か。さまざまな疾患ガイドラインにおいて、終末期とは何か、という定義がある。

全日本病院協会の「終末期医療に関するガイドライン」、日本救急医学会・日本循環器学会・日本集中治療医学会合同「救急・集中治療における終末期医療に関するガイドライン」、それから脳神経内科領域で言えば日本脳卒中学会の「脳卒中治療ガイドライン」、日本神経学会の「筋萎縮性側索硬化症診療ガイドライン」などにおいて「終末期とは、複数の医療関係者および本人・家族の総意で、適切な治療を尽くしても救命の見込みがないと判断される時期」と定義されている。

ではそのような時期の延命治療とは何か。具体的には人工呼吸器や血液透析、輸血や経管・経静脈的栄養補給とされている。

一度始めたそうした治療が状況によって「延命治療」と化した場合に、それを終了する具体的な指針を示しているのは現在「救急・集中治療における終末期医療に関するガイドライン」だけである。

このガイドラインでは、終末期をもたらす病状には、不可逆的な全脳機能不全、生命が人工的な装置に依存し、移植などの代替手段もない場合、すでに行なわれている治療に対して追加の治療がなく、現状の治療を継続しても近いうちに死亡することが予測される場合、回復不可能な疾病の末期、とされている。

人工呼吸器や血液透析、輸血や栄養補給は窮地を切り抜ける有効な治療法であり、こうした治療によって社会活動を伴った生命維持につなげることができる場面はたくさんある。一方で、その後の社会活動がいっさい不可能となるような人生の最終段階においても、これらの治療をもってすれば時には年単位で心臓の拍動を確保することにもつながる。

本章のエピソードホストさんは広範囲の心筋梗塞によってたった数十秒間の心臓マッサージ停止で「心臓死」を免れることができなかったため、現代の技術では救命できないと診断せざるを得なかった。

理論的には、例えば即時はめ込み式の人工心臓が開発されれば、エピソードホストさんの死は回避できる。だが即時はめ込み式心臓がないため、根本治療はなく、この場合の心臓マッサージの継続は生と死の移行期、「人生の最終段階」における「延命治療」にあたる。同じ心臓マッサージでも、不整脈で心停止した場合は心筋に壊死《えし》もなく、心臓マッサージで不整脈期を乗り切れば完全回復可能であり、この場合の心臓マッサージは「延命治療」にはあたらない。

呼吸の補助も同じである。心臓と脳が後戻りできないほど損傷した患者さんに人工呼吸器管理を継続することは「延命治療」にあたる。

一方で、筋ジストロフィーなどの筋疾患やALS（筋萎縮性側索硬化症。80ページ前出）などの慢性進行性の神経疾患には、呼吸の補助さえ行なえばデスクワークや趣味、ネット上のやりとりなど社会生活をこなすことができる人がたくさんいる。呼吸さえ確保されれば日常生活が送れる場合、人工呼吸器やマスク式の陽圧換気を行なうことは「延命治療」にあたらない。だが呼吸の補助というだけで「延命治療だ」と思ってしまう人は医療従事者の中にさえいる。

世界中のすべての技術進歩を把握していくことは多分に無理難題だ。だが、技術革新によって、根源的と思われた生死の定義さえ、揺らぎ続けている現代を我々は生きている。

生死はすべての人に関わる問題である。どこまでが自分の意思で選び取るべき治療なのか、どこからが延命治療か、一つの治療法を万人に当てはめて一般論で語ることはできない。だからこそ一人一人が自分の問題として向き合わなければ、そのような問題に直面した時に後悔のない答えを出せない。

安楽死の法的条件とは

前章でも述べたALSの嘱託《しょくたく》殺人事件は神経難病の診療現場に暗い打撃を与えた。一連の流れは安楽死とは別のものだが、本人が海外での安楽死に希望を見出していたことから安楽死の是非が喚起された。

イェール大学の哲学者が死についてとことん突き詰めた講義録であるシェリー・ケーガン氏の『「死」とは何か』によると、論理的には安楽死を許容すべき条件は現在でも想定できるとされている。[*9]

日本では今から三〇年ほど前に「東海大学安楽死事件」（一九九一年）が起き、一九九五年の横浜地裁判決で「医師による安楽死とは何か」、そして「それが許容できる要件は何か」が裁判の判例として設定された。

この判決で、安楽死とは「苦痛を取り除くために意図的・積極的に死を招く措置をとる」ことと定義された。許容要件は「1：患者が耐えがたい肉体的苦痛に苦しんでいること。ただし精神的苦痛は対象から除かれるべきである。2：患者は死が避けられず、その死期が迫っていること。3：患者の肉体的苦痛を除去・緩和するために容認される手段が尽くされ、他に代替手段がないこと。4：生命の短縮を承諾する患者の意思表示が明示されていること。ただし家族らによる推定的意思では足りない」とされている。[*10]

医療技術は日々変化・向上している。この三〇年間で悪性腫瘍の根本治療や緩和治療の進歩は著《いちじる》しく、一九九〇年代当時と今では隔世《かくせい》の感がある。

現在、本邦の死因の第一位はがんであり、死因となる最多のがんは肺がんである。がん治療の一応の目安になる数字は「五年生存率」、五年間生き延びることができるか、という数字である。一九九〇年には肺がんの五年生存率は六％に満たなかった。[*11] 当時は肺がんと診断されることは死を意味し、完治は望めなかった。しかしここ一〇年ほどのさまざまな分子標的薬の登場により、現在では、死因最多の肺がんでも五年生存率は二割、五人に一人は五年後に生存できるまでに上がった。[*12] がんの進行期に発見された場合もひっくるめてのこの数字であり、中期までのがんで切除手術を受けた肺がんの五年生存率は五割を上回っている。がんと診断された時点の人生設計は三〇年前と今ではまるで異なる。

一九九五年に設定された安楽死に必要な前提条件を満たす患者さんは現在、現実的には相当限られる。死にたいとか殺してくれとか死を志向する明白な意思を示す患者さんの多くは、単純な肉体的苦痛ではなく精神的な苦痛から逃れようとしてその希望を示すからである。

死を望むほどの精神的な苦痛には、薬物治療や環境の改善、病気を負ったことへの自責の念からの解放、認知行動療法などさまざまな対処法・治療法がある。現在ではあらゆる疾患において精神的な負荷を把握して精神治療の対象としようという流れがある。[*13]

医療は時に肉体を切り裂き、毒となり得る物質を投与する。これが許されるのは、誰かを生かす手段である時に限ると医療倫理は規定している。この原則に従えば、積極的に人を死なせることは医療行為ではない。

混同されている尊厳死と安楽死

「安楽死の議論が必要だ」と善意から言っている人の大部分は、安楽死と尊厳死とを混同している。

尊厳死とは、終末期医療における延命治療を受けずに自然の経過で死までの過程を受け入れることを言う。日本尊厳死協会は、「尊厳死は安楽死とは異なる」と明記している。東海大学安楽死事件の際、この二つは同時に世に知らされたため、今でも混同されているのだろう。

心肺停止者に対する心臓マッサージではしばしば肋骨《ろっこつ》が折れ、肺には挫滅《ざめつ》による出血が起きる。除細動はとても痛い。回復の見込みがないにもかかわらず気管挿管《そうかん》をすることは、神経線維が豊富な気管への操作なのでとても苦しい。

心筋梗塞で大部分の心筋が壊死して脳血流がすでに保たれていないのに手足の末梢《まっしょう》血圧の測定値を上げるためにたくさんのカテコラミン（副腎や交感神経・脳細胞から分泌されるホルモンで、アドレナリン、ノルアドレナリン、ドパミンなどがある）を持続点滴し続けることも、脈拍の増大、心負荷による浮腫《ふしゅ》などをきたし、治癒というゴールがない中では苦しい闘いとなる。

尊厳死は、こうしたごく死の間際《まぎわ》に、根本治療につながらない医療行為を受けない、という意思に基づいた看取り計画を指す。交通事故や心筋梗塞は突然起きるので、死の予感のないうちから「リビング・ウィル」といって、延命治療を受けないことを文書に残したり登録したりすることを日本尊厳死協会は提案している。

急に心停止し、最初の三〇分に蘇生の試みとして心臓マッサージを受けても救命できない場合に、それ以上の心臓マッサージを続けないでほしい、という尊厳死を望む意思は、前章で述べた臨死体験も含む自然な死の過程を受け入れる当然の望みである。人道的な看取りは、安楽死ではなく尊厳死で実現されるものである。

ＡＬＳ患者の「選択」

二十一世紀、事件はがんではなくＡＬＳに起きた。

ＡＬＳでは内服と点滴薬が保険診療として承認されており用いられるが、現在までに五年生存率を上げるほどの劇的な治療効果を持った治療法は現われていない。

発症から三年ほどで呼吸不全をきたし、呼吸器を着けるという選択をしなければそこが寿命となる。そうと診断された時点で死が強烈に意識されてしまう。三〇年前の肺がん診療と似たような状況にある。治療法の開発は急がれており、日本国内だけでも治験《ちけん》がつねに複数走っており、根治《こんち》療法が近いうちに出てくることも期待されるが、現時点ではまだない。

ＡＬＳと診断されると、どのような治療を選ぶのか、という相談が継続して行なわれる。内服をするのか、頻回《ひんかい》通院で忙しくなるが点滴を受けるのか、そうした治療をもってしても早晩《そうばん》来る呼吸筋の麻痺に対して、呼吸の補助は行なうのか、行なうとすればフェイスマスク型とするのか気管切開をして人工呼吸器を用いるのか、食事を飲み込めなくなった時に胃瘻《いろう》（胃壁と腹壁に穴をあけてチューブを取り付けること）からの栄養投与を希望するのか、それとも中心静脈栄養など、血管からの栄養にするのか、それもしないでいよいよ水分さえ受け付けなくなった時のみ皮下点滴からの水分補給を受けるのか、これらの選択肢を医師は提示し、基本的には患者さん本人が自分で選ぶことになる。

フェイスマスクは日々つけたり外したり使い勝手がいいが、呼吸筋の麻痺が進み切ってしまうとマスク換気での数年単位での生命維持は難しい。確実な呼吸の維持は気管切開・人工呼吸器装着であるが、ＡＬＳのような慢性進行性の神経疾患では、気管切開をして人工呼吸器を一度装着すると外すことは直後の死につながるため、全身状態が悪化しきったところで、「もうやっぱり今日で外すわ」という希望に対して、即、外すということは行なわれない。

健康な方がＣＯＶＩＤ－19など重症肺炎に罹患《りかん》し一時的に人工呼吸器を使用し、窮地を脱した後に外して元の生活に戻る場合と、回復の見込みがない、外せば即死を意味する場合とは異なるのである。

これに対して、呼吸器の装着を最後まで受けずに、また中心静脈栄養などの大がかりな栄養注入も受けずに疾患の進むままに自然と死への道のりを受け入れるという選択は、尊厳死の範疇《カテゴリー》に入る。現在の医療現場で、すでに尊厳死は誰もが選ぶことができる。

「死への衝動」もまた症状である

ＡＬＳは神経難病の中でも少し特殊である。第一には診断が難しいことが挙げられる。検査はあくまで補助的に用いるが、基本は臨床症状による診断を行なうためである。症状の様式と分布が診断基準となっており、ほかの疾患を除外することで最終的に診断が成り立つ。がんのように画像や病理組織で診断が確定されることが生前にはない。客観的指標が乏《とぼ》しいまま病状が進行していく疾患なのである。

二〇二〇年には新しい診断基準が提案されたが、それによっても二割の人で「臨床的にＡＬＳが確実」という所見が揃わないまま、死を迎えるというデータが併記された。[*14] 医師にも患者さんにも不確実性下での意思決定という、極めて理性的な選択が求められ続けるのである。

また、前頭葉の機能低下によるうつ病や性格変化などの精神症状が少なくとも四割の患者さんに見られることも、診療を難しくしている。これも新しい診断基準に明記された。

死にたいという気持ちはALSの病態そのものであり、死にたい気持ちは、「意識があるのに身体を動かせない」という、患者さんを取り巻く絶望的な状況によるのではなく、身体が健康な人にも起こる、うつ病などの精神疾患と同じなのである。*15

死への衝動はALSという疾患の一つであり、積極的に治療すべき対象だ。「身体が自由に動かせず、自分で呼吸もできないのはかわいそう」という、もはや時代にそぐわない感想で苦しみに追い討ちをかけないでもらいたい、というのが脳神経内科医からの切実な願いである。

遺された者が背負う苦しみ

患者さんに真摯《しんし》に向き合ったことのある医師ならば、精神症状を有する患者さんに自ら死なれてしまった経験は誰しもある。

私も自死を選ばれてしまったことがある。刑事さんから診断名確認の問い合わせがあったと連絡を受けて、何があったかとご自宅に電話して判明した。

ご家族は「多くの苦労の積み重ねの末だと思うし家族でも自死の原因は分からない。直前までまったくいつも通り毅然《きぜん》としていた。ただ先生は今後すべてのALS患者のどんな苦痛も取り除くための努力をしなければならない。私だってこれから医者になってALSの研究をするんだ」と言って泣き崩れた。診断が人を死に至らしめることはあってはならない、と、一日たりとも忘れることはない。

この病気への社会的イメージは、死への衝動を秘めた人の背中を押すのに充分過ぎる絶望をたたえている。早期発見が早期治療に結びつくならば診断は正義だが、早期絶望に結びつくならば、診断自体を避けるべきではないのか。診断を告げるのがとても苦しい。

意思表示としての「リビング・ウィル」

尊厳死と安楽死との混同が邪魔をして、人生の最終段階における医療への意思表示である「リビング・ウィル」がなかなか普及しない。だがこうしている毎日でも、救急現場において、人工呼吸器や血液透析、輸血を始めるのか始めないのか、いつまで行なうのかという問題に患者さん本人やご家族が予備知識なく直面し続けている。

リビング・ウィルでは延命治療は受けないというだけでなく、反対に最大限の治療を行なってほしいとあらかじめ決めておくこともできる。リビング・ウィルが表示されておらず家族も決められない場合が多く、今、救急現場は疲弊しつくしている。海外では終末期医療での選択肢に、臓器移植のドナーとなる「制御・計画された心臓死」を含むことも前述したように始まっている。死《し》に際《ぎわ》に、他者の中での新たな生の活路を見出すことは、日本ではまだまだ先のように思う。

人生の最終段階で心臓マッサージや人工呼吸器装着をするかどうか、そして装着した後に生きる見込みがないと分かった時に外すという苦渋の選択をするかどうかは、あらかじめ考えておくべき問題である。また自宅療養中ならば、いよいよの時に心臓マッサージや人工呼吸器をつけられてしまう病院搬送という選択肢ではなく、自宅で看取る、という選択肢も出てくる。

厚生労働省の聞き取り調査では、人生の最終段階になった場合に、本人の自宅療養は六割以上が、家族の自宅介護は四割が希望している。[*16]在宅療養を支援する医療機関は増えており、在宅診療体制は年々充実してきている。一方で、人口動態調査において、一九五〇年代には自宅看取りは八割だったが、一九七〇年代後半に比率が逆転して以降、病院での看取りは現在でも七割以上と大多数を占めている。[*17]

一九五〇年代から現在までに、結核や梅毒などの抗生剤の効く感染症が克服され、栄養状態が改善し、新生児死亡率の劇的な改善により平均寿命は二〇年以上延びた。「二〇年も延びたからもういいよね」とはならず、際限なく医療費は増大し、高齢化は進んでいる。逼迫《ひっぱく》する医療資源・医療費の問題は現在進行形の問題である。

「最後のあり方」を家族と共有すること

元気なうちから、人生の最終段階における医療に対してどのような希望を持つかを考え、表明すること、家族と共有しておくことを、アドバンス・ケア・プランニングと呼ぶ。

根本治療の対象でない臨終間際《りんじゅうまぎわ》の救急搬送は、無駄に苦しみを負う上に、治癒《ちゆ》の見込みがないまま医療費もかかってしまう。必要な医療を誰もが受けられるよう、過剰な医療は受けたくない、受けないという当たり前のことを誰もが納得して選び取ることができれば、国の財政も医療資源も、それから人生の最終段階における苦痛や恐怖も、大いに改善が期待できる。[*18]

瀕死の状態で治療の限度を自ら決定することは、現実的には難しい。患者さんの家族としても苦しそうな本人の姿を見れば、「できることをすべてやってください」と希望するのは自然な心情である。本人や家族が「戻る見込みがないなら人工呼吸器の使用開始はやめてほしい」と意思表示しない限り、病院に救急搬送されれば現代医学の全力が尽くされる。気管切開をしての人工呼吸器を装着すると二四時間体制で痰《たん》の吸引を要するため、自宅療養が長くなると家族の疲弊が極限を超えてしまう。

だからこそ元気なうちから、向き合うのも辛い死の問題に対して、あえて向き合って決めておくべきなのだ。

こうした議論を負のイメージから少しでも遠ざけるために、厚生労働省はアドバンス・ケア・プランニングを、最終だとか死だとか病だとか、そういう単語は使わず「人生会議」と名付け普及に努めている。

二〇一九年に「人生会議」の啓蒙《けいもう》ポスターが物議をかもしたことがあった。ポスタービジュアルを務めた芸人さんは蒸し返されたくないというようなことを述べていたので名前は挙げないが、冷たい暗い青い色調の中、ユーモラスな表情をして鼻カヌラ（カニューレとも。いわゆるチューブのこと）から酸素投与を受けているポスターには、メッセージをできるだけ広く届けようという姿勢が強く感じられた。

だが病衣と鼻カヌラという出で立ちで日常生活に登場することは唐突だったか。死をちゃかしているなどと強烈な反対意見を浴びて、ポスターは一日で撤去されてしまった。どのような批判があってその後収束したかはNHK Web特集『「人生会議」炎上騒動その後に何が？』に詳しくまとめられていた（現在は閲覧不能）。

青く暗い色調なのにユーモラスなオリジナルポスターは、病院に掲示されたら通院中の方へショックが大きいのではという懸念によって撤去に至ったとのことだ。騒動は最後には、闘病中の患者さんやご家族さんが太陽光の下で前向きな写真を使ってメッセージを発信する動きに着地したとのことである。

「人生会議」は健康な人にも必要である

「人生会議」は程度の差はあれど、通院中であるという「行き着く先に予感されてしまう死」にもたしかに大いに関連がある。しかしむしろ、どちらかというと、通院中でさえもない、病院とはほど遠い人々に、病床生活は他人事ではないことをイメージさせるという使命を背負っていたのではなかったか。

病院に縁のない健康な人でも誰もが突然の事故で、あるいは突然の心疾患や脳卒中などで回復が見込めない場合に備えて、アドバンス・ケア・プランニングをしておくべきなのだ。医療介入による苦痛の追加や家族の負担を減らすための前向きな提案である。

死の前後について、直接考えることは苦しい。つい楽しい現在のほうに目を背《そむ》けてしまう。しかし、死の前後の自己決定権を哲学や医学だけに閉じ込めず、悲哀と諦念の一色に染めず、お笑いなど文化の協力を得てウィットに富んだアイディアで考察することは、これからも必要だ。というのも死は必ずやってくる。誰もが避けられない。だからこそ、多角的に取り組むべき課題だと思う。

若いオフィーリア（シェイクスピア『ハムレット』のヒロイン）が朦朧《もうろう》として水面《みなも》に浮かび上がるイメージなら遠回しで、そして悲しく理不尽で、死というイメージにしっくりくるかもしれない。あるいは聖母マリアが十字架から愛し子《いとご》イエスを下ろし、抱きかかえる場面である「ピエタ」（章扉・図版）も、やるせない悔しい悲しい看取りの代表的なイメージだ。輝かしい未来が奪われたという絶望と諦念をたたえている。

だがこのような、思い出すにつけ泣けてくる悲しいイメージだけでは、アドバンス・ケア・プランニングが目指す看取りのすべてを表していない。

死や病気の診断が、絶望や悲しみや恐怖でしか語られない、この事実だけで死に追いやられる人がいる。

生きられる限り生きる、誰かを生かせるならば生かす、死が避けられないならば絶望や痛み、恐怖を取り除く、乗り越える——死に真っ向から対峙《たいじ》した人間に約束されるべき尊厳は、究極的にはこの三つに集約される。この三つの過程は医療が担《にな》う。医療はこの三段階のいずれにおいても希望を奪ってはいけない。そして医療の受け手である患者としても、医療なんていう人為的なものに希望を奪わせてはならない。

第四章

生と死が重なる時

――「看取《みと》り」と「喪《も》」はつながっている

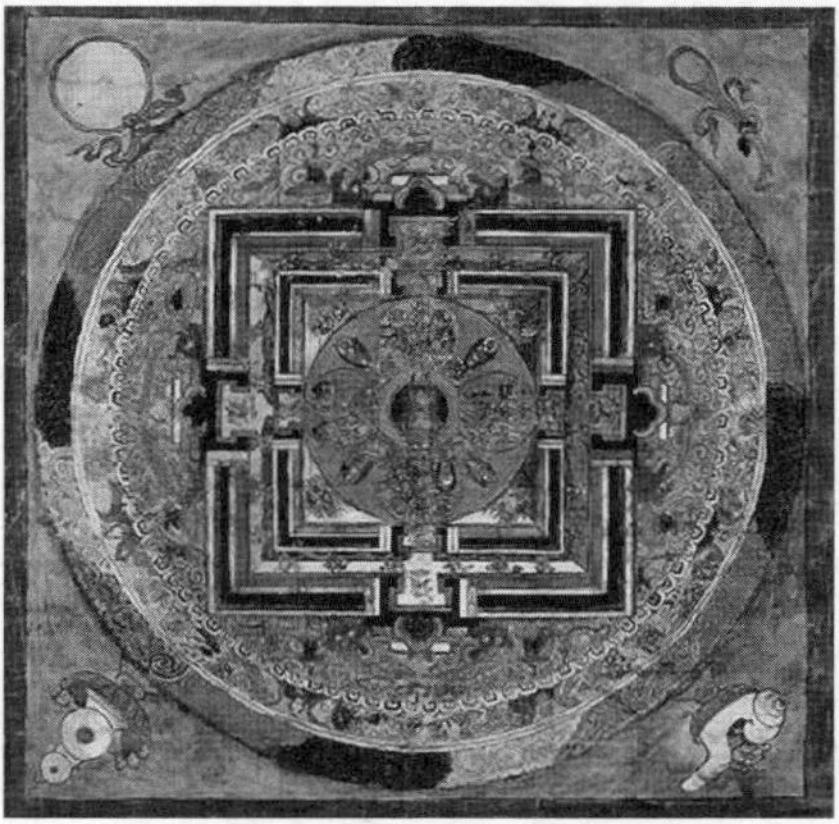

『チベット死者の書』、本文177ページ

エピソード　「亡くなった息子はそばにいてくれている」と語る患者さん

聞き手　友人

ある時、喉《のど》に始終《しじゅう》、なにかがつかえている感じがして、固形物が喉を通らなくなった。ゼリーとか水とかスープとかでなんとかつないでいた。喉になにか悪いものでもできたかと思って近所の耳鼻科で内視鏡で診《み》てもらっても問題はなかった。喉に加えて胃カメラも診てもらっても問題がなかった。

食欲がない。なんとなく吐き気がある。全然眠れない。もう十二時だからと布団《ふとん》に入るけれど。空調だったり外のざわめきだったりがいつまでも気になって。気づくと朝になっていた。体重は三キロ減ってしまった。ネットで調べるとどうやら神経の病気らしいが、不治《ふち》の病《やまい》の始まりかもしれないと思った。なんだか聞いたことがない怖い病名でも、どれも思い当たる節《ふし》ばかりで病院に行った。

大きな病院じゃないと分からないと思って、近くの病院の先生に紹介状を書いてもらって大学病院を受診した。診察を受けて、できる限りのすべての検査をしてほしいと希望を伝えて。たくさんの検査をしてもらったけれども病気は見つからなくて原因は分からなかった。うちの病気じゃあないね、と冷たく言われた。うちというのは脳神経内科ってことらしい。

ネットで私が調べたどの病気でもないっていうなら何の病気なんですかと聞いても教えてもらえなかった。紹介状がなくてもかかれる大きな病院を探して次に総合内科にかかった。

大学病院でたくさん検査をしても原因が分からなくてがんもないし神経の病気でもないって言われたんです、でも喉がつかえてなにも通らないんです、体重が減る一方なんですと説明すると先生は、なにかほかに変わったことはありませんか、ここ半年くらいで生活の変化とか、と聞いてきた。

生活は八ヶ月前にほら、激変したでしょ。

一緒に暮らしていた一人息子が事故で亡くなって私は一人暮らしになった。とんでもなく寂しい。辛い。納得がいかない。時間を巻き戻したい。後悔はあるけれど。悲しみすぎるとあの子が天国に安心していられないんじゃないかって思って泣かないようにしている。私は仕事も休まず通えているし。

身体の不調はあっても心の不調はいっさい感じない。息子の彼女だった子とは定期的に会って、あの子の話をしたりしているけどきっと彼女も次に進まなきゃいけないから。次のいい人見つけないといけないから。そんなことも長く続けられないよね。

あの子が天国で安心しているかっていうのは全然。今でも家の中であの子の気配を感じることがある。後ろをすっと横切ったような気がして振り返ったり、呼ばれたような気がして振り返ったり、テレビが勝手についてちょうどあの子が好きだった歌が流れたこともある。一人で暮らしているけれど、あの子がまだ近くにいてくれるような気もする。

でも眠れない時にじゃあ出てきてくれればいいのに。一緒に話したいと強く願うけれど、そういう時は出てきてくれないんだ。外から車の音がすると吐きそうになる。泣いてはだめなんだと思って一人の時に泣いたことはまだ一度もない。

そう話すと涙があふれてきた。黙って話を聞いていた先生は、うつむいたまま、涙を拭うためのティッシュを箱ごとニュッと差し出してきた。後ろの看護師さんもそれから先生も泣いているようにも見えたけど自分の涙で何もはっきりと見えなかった。

どれくらい時間が過ぎたか。

先生が「喪《も》でしょう」とつぶやいた。

息子さんの気配は、悲嘆幻覚《ひたんげんかく》といって、喪の時期によく経験されることが分かっています、亡くなった方の姿を見る方もいます、と言った。喪に服す期間の目安は現在では四十九日という期間があるけれど、喪はかつて一年だった時代もある。場合によって三年だったりすることもあった。

誰を亡くし、どのように亡くし、どのようなつながりがあったかでその方の死にどれほど心が留まるか、これは亡くした人によっても見送った側でも異なるよ。悲しみや辛さを皆に話して泣いてください、と言われた。なんならここに通って、話してくださいと言われた。

喉のつかえは大学病院の検査で問題なかったのなら、心のつかえかもしれないよ、くらいの説明だったけれど、息子の話ができるならと再診予約を入れた。八ヶ月間開くことのなかったアルバムを持って、再診日に持って行ったんだ。一人で見るのは怖かったけれど、診察室でお医者さんや看護師さんと一緒なら見ることができた。またまた大号泣で、皆もまた一緒に泣いてくれたことが分かって、その間にどんどん喉の、胸のつかえが取れていくのが分かった。つかえていたのは涙だったんだ。

その時、後ろからアルバムを覗《のぞ》き込む息子の気配がはっきりと分かった。小さい頃のあの子みたいに頭をよしよししてくれているような気がした。そんなことがあるなんて私は全然知らなかった。

死者と再会する人たち

亡くなった人に出会う、という現象がある。医学用語では、「悲嘆幻覚」と呼ばれている。親しい人や家族、あるいは家族同然に愛したペットを亡くした後、その気配を身近に感じたり、姿を見たり声を聞く現象である。

配偶者を亡くした人への聞き取り調査で、半数が亡くなった配偶者が現われたり気配を感じたりすることがあると答えた。[*1]死別から一〇年以内にそうした現象を経験することが多く、社会的孤立や精神疾患の有無とは関連がなかった。

悲嘆幻覚の経験率を高めた要素としては、四十歳以上、長い結婚年数、生前の夫婦仲のよさ、専門職や管理職であることだった。亡くなった配偶者と会話ができ、励まされ、相談に乗ってもらい助けられていると答えた人もいる。悲嘆幻覚によって、死別という苦しみに対して精神的な安定が得られる可能性が指摘されている。[*2]

「幻覚」と呼んでいるものの、その本質がいわゆる「幻覚」であるのかどうか分かっていない。分かっていることは、抗精神病薬の投与によってできる限り消してしまえという類《たぐ》いのものではないことだけだ。病院で患者さんから話し出される場合には、ただ話を傾聴し、「異常ではない、救いになっているのであればなおよい」ということを伝えるのみである。

ただ、こうした経験者の半数以上は、調査者が「そうした経験はよくあることですが、あなたにはありませんか」と問いかけるまで、この現象について誰にも語っていないと答えたとされている。[*3]経験者本人には日常生活とかけ離れた異常な体験と認識され、他人に話すべきではないと心の内に秘められ、日常生活ではめったに語られない。

3・11と悲嘆幻覚

悲嘆幻覚は一九七〇年代から British Medical Journal など格式のある医学雑誌で取り上げられ、その存在自体は知る人ぞ知る現象である。だがまだ正当に評価できる大規模な医学研究は行なわれていない。

二十一世紀の医学研究はどんどん肥大してきていて、これまでに報告された数百例規模の分析や数例規模のケースシリーズを複数合算《がっさん》して分析するメタ解析や、インターネットを用いて母集団《ぼしゅうだん》を数万例とした大規模なデータの収集を行なった場合に格式のある医学雑誌掲載となる傾向がある。

悲嘆幻覚もそろそろそうした大規模スタディが出てもよいと思われるが、いったん報告された悲嘆幻覚のメタ解析論文は撤回されていた。なんらかの不正や重大な不備があったと思われる。つまり「悲嘆幻覚」はまだ「体外離脱体験」や「臨死体験」ほどには解明が進んでいない現象であると言える。心理学者でも社会学者でも誰か、この分野の研究を進めて死に関わる新たな見解を切り開いていってくれればと思う。

東日本大震災後には、社会学者やジャーナリストによって、東北地方での霊体験が収集され一般書籍として報告された。[*4・5・6] 海外の大震災後やタイの津波の後にも、幽霊の出現が多く語られたことが医学論文にまとめられている。*7

海外の報告との類似点から、東日本大震災後の幽霊遭遇譚《そうぐうたん》の中には悲嘆幻覚が含まれているのではないか、と思われる。経験者本人にとって極めて重要で、かつ何度でも経験できる保証のない貴重な経験談は通常、個人的な秘密として閉ざされる。それを学者やジャーナリストが経験者と同じく重要な何かであるという姿勢で問いかけたからこそ、答えが得られたのだと思う。

勇気を出して答えた方に対して社会全体もまた誠意をもって、亡くなった後に会いたい人に出会うこと、そういうことはあるんだ、と受け取っているだろうか。この幽霊譚は、社会全体の死生観から、恐怖や不安を取り除く方向にいくばくかでも寄与する、重大な発見ではないのか。

だが話の信憑性《しんぴょうせい》が疑われたり、好奇の目で扱われたり、そうした目から逃れるために、大事な方を亡くした方の思いに寄り添っている人ほど、なるべく話題に出さないように秘《ひ》匿《とく》する努力さえしているように思う。

死者への思いを共有する場を失った現代

医療のケアのゴールを患者さんの死に設定する。もちろんそれも重要だ。だが、ケアのゴールを悲嘆のケア（グリーフ・ケア）、つまり亡くなる方の周囲の人間がその死を受容するまでに延長することも必要ではないか。一人の死とその周辺、より広い範囲を巻き込む物語となる。生活圏に死を組み込む。死に関わる事象を社会生活の延長に位置付け、社会で共有すべきなのではないのか。

だが現実にはどうだろうか。社会生活の延長としての「親しい人の死の受容」までを扱っているのは神社仏閣、教会など宗教施設か、あるいは親類のつながりに限られている。信仰を持たず、昔からのお寺との縁もなく、地縁もなく血縁の付き合いも持たない者は、いったいどこで死を共有すべきだろうか。法事での親類の集まりというものが身近な人には分からない感覚かもしれないが、職場と核家族以外のつながりを持たない人はたくさんいる。私自身も当てはまる。

死を取り巻くもろもろに「グリーフ・ケア」だの「悲嘆幻覚」だのと新しい名付けをして理解を示している体《てい》の医療だが、はたして「嘆き」のような人間感情のグレーゾーン吐《と》露《ろ》の受け皿になっているだろうか。いや、医療では病的な悲嘆になるまで、あるいは本章エピソードのような病的な悲嘆に追い詰められている人に対してさえ、ほとんど受け皿であろうとしていない。看取りの場にも同席し、前後関係のすべてを把握しているかかりつけの家庭医がいれば、こうした話を傾聴する立場として理想的だ。

とは言うものの、立場としては理想的だが、精神科のように長く話を聞いた時の加算があるわけでもない、処方箋も書く必要がないとなると、同じ時間内により多くの患者さんを診て、より多くの検査をして処方箋を書き、頻回《ひんかい》の再診をさせるか次の病院へ紹介状を書くことが成功につながる現行の仕組みでは、家庭医がこれを引き受けるのは難しいだろう。

死の前後の本人の迷いから看取り後の家族のさまざまな気持ちまですべて受け止めるということをやってのけているお医者さんをたまに見かける。ただただ頭の下がる思いである。尋常ならざる熱意や善意をもった個々の医者のごく個人的な資質に委《ゆだ》ねられている現状がある。

死生観は主観で語られなければ始まらない

どのような医療を受けたいか、今際《いまわ》の際《きわ》で病院に救急搬送されたいのか、それとも自宅で静かに看取られたいか。

前章で、アドバンス・ケア・プランニング、人生会議という啓発活動があり、自分の人生の最終段階の医療を自分で決めるべきものだと紹介した。このアドバンス・ケア・プランニングには、死とはなにか、この世界にはどんな医療があるのか、どんな医療が適正で、どんな医療が過剰・無駄なのか、現代テクノロジーの最先端を学ぶことも含まれる。諸々《もろもろ》の選択肢を知った上で選ぶのだ。

死とはなにか、という問題はとても難しく、時代とともに医療技術とともに刻々と塗《ぬ》り替《か》えられていくものだということもこれまでに確認した。そして死後の世界観や死生観という、ほとんど語られない信念もまた、アドバンス・ケア・プランニングに本来、大いに影響する事項だろう。

生きるということは何が目的なのか、何を大事にしているのか、その上で死んだらどうなるのか、看取られるということはどういうことなのか、これらはすべて「自分にとって」という注意書きがつく。死生観は主観で語られなければ始まらない。人生の最終段階の医療の主役は「医療」ではなく、「人生」の方にある。

医療のゴールは患者さんの死で否応《いやおう》なくやってくる。だが、看取る家族としては、その人の死は、ゴールではない。そこで終わるわけではない。現行のアドバンス・ケア・プランニングに欠けている視点は、亡くなった後、その後である。

リレー競技では、ゴールで止まってはバトンの受け渡しはできないので、その人のタイム記録はゴールの時点までだとしても、本人はゴールの先まで駆け抜けなければならないとよく言われる。死について、ゴールの先まで走りきるという比喩があてはまる。家族が途方に暮れてしまう、置いてけぼりになるような看取りは残念ながらまだある。

本当はアドバンス・ケア・プランニングの一環に、看取りの後の、死者との関わりの継続について大いに議論し、死を取り巻く医療と宗教、哲学、社会をつなぐ試みが必要なのではないだろうか。まだどこにも存在したことがない、完全に新しい方法論を組み上げなければならないのではないだろうか。

死を「アンタッチャブル」にする社会

死は生命の終わり、人生の中断、生の途絶《とぜつ》、それ以上ではないと捉《とら》える人がいる。一方で死の先には魂が向かう場所が約束されていると捉える人もいる。死が人生の中断、ただ単にそれだけと捉える人は、恐怖以外で死を迎えることができるだろうか。

殺人事件や孤独死などで人が亡くなった家を「事故物件」と呼ぶ。最近、広く知られる単語になって、意味が広がり、在宅看取りが行なわれたというだけで事故物件と呼ぶ人さえ存在する。「事故物件」では電話に不審な着信が続いたり、どこからともなくお経が聞こえたりするなどの怪奇現象が起こりやすいのだという。

こうした考えは、人は死後もなんらかの影響を持つという思想の上に成り立ち、ある意味「死は生の途絶ただそれだけ」という近代化された考えの対極にある。私も怪談を愛する一人として興味を持っている。この事故物件での怪奇現象語りのブームによって、日常から隔離された存在である「死」がフランクに、誰もが身近に感じ取るような存在に転換されればよいと願うのだが、なんだかそういう流れにはない。

むしろ誰もが迎える死というものを目撃したというだけで禁忌《きんき》となっている。アンタッチャブルな恐ろしさは倍増されてしまっているように思う。誰もが行き着く死に対し、恐怖が蔓延《まんえん》している。終末期医療の最適化や幸福度の上昇のためには、この国全体に充満する死に対する不安や恐怖を取り除く必要がある。異界を通じて逆に死に穏やかな懐かしさを感じる、別れた人にいつかまた会える場所がある、琉球《りゅうきゅう》・奄美《あまみ》の「ニライカナイ」（海のかなたの楽土《らくど》・聖地）のような、そういう流れにならないものだろうか。

遺された人たちの心に灯るもの

死生観の構築は長年、宗教が担《にな》ってきた。政治も道徳も、つい一〇〇年前まで、世界中どこでも宗教が担ってきた。だが科学の台頭で、宗教はこうした表舞台から一歩引いている。そのため、安定した死生観や「魂が存在する根拠」さえあいまいなものとなってしまった。

哲学者ルートヴィッヒ・ウィトゲンシュタイン『論理哲学論考』には「死は人生の出来ごとにあらず。ひとは死を体験せぬ」という命題があるという。ウィトゲンシュタインの深淵な論考を私が理解しているとは言いがたいのでこの言葉の、一人歩きの解釈について考える。死んでしまったら知覚ができないため、死は他者の死しかない、死は社会の中で目撃されるものだ、ということになる。

では他者の死は「ある」のだろうか。

考えてみると、他者の死は「生の途絶」ではないのは確かなことだ。知り合いや家族、私でいえば患者さんの死は、そこで終わりという類《たぐ》いのものではなく、心の中で灯されつづける。心の中で励まされたり叱責《しっせき》されたり、あるいは彼らの望みが叶《かな》ったことを知って、よかったねと思い返されたり、日常生活の延長にある。

お盆は「医療の農閑期」

家族を亡くすと喪に服する。

学校や職場は「忌引《きび》き」として数日間、席を離れることが許されている。お通夜やお葬式を終えて、職場に戻ってくる。その後、初七日《しょなのか》を終えると、四十九日《しじゅうくにち》に中陰供養《ちゅういんくよう》を行ない、死者の魂をあの世へ送る。そして翌年のお盆に初盆《はつぼん》を迎えて、一通りの供養が終わる。その後は毎年二回のお彼岸《ひがん》と、それに参加できずとも、少なくとも年一度のお盆に親類で集まり供養を行なう、というのがだいたいの亡くなった方へ思いを馳《は》せる時間ではないだろうか。

私自身は親戚づきあいがなく、こうした行事にほとんど参加したことがないので患者さん方から聞いた話である。ちなみに栃木県で診療をしていると、田植えと稲刈りとお盆は皆が忙しく、この時期は農閑期《のうかんき》ならぬ医閑期である。

喪の期間は初七日までとされる方と、四十九日までとされる方、初盆までとされる方と、命日までという方、そこはさまざまである。家の習慣のほか、誰を亡くしたか、どのように亡くしたかによって異なるのだろう。

看取り後の高血圧が語るもの

ところで高血圧を持つ患者さんには塩分控え目にして、砂糖は腸管で塩分吸収を高めるので甘いものも控え目にして、運動・睡眠を充分とることがまず必要だと伝える。

加えて血圧調整の目安のために家庭血圧を記録していただく。病院での血圧は白衣高血圧といって家での血圧より高めとなるため、そこを目標に調整すると下げすぎてしまうこともあり、血圧手帳をお渡しし、ご自宅の血圧計や街中の血圧計で測定し値を書き込んで持ってきていただく。真面目な方になると毎日三回家庭血圧を忘れず記録されていたりする。

そうした血圧手帳の確認の中で、血圧が理想的にコントロールできていた人がある日を境に正常よりずっと高い値に急上昇してしまっている場合がある。

そのような時に、この日や前日に何があったかを確認することにしているが、受診忘れで薬が足りなかったなどのほか、怪我した、ゴミ捨て場で見知らぬ人に怒鳴られた、犬が逃げてしまったなどさまざまなストレスが語られる場合が多い。

そんな中で、ご家族を亡くしたという方にお会いすることがある。その場合、急激な高血圧はだいたい二ヶ月続くことが多いことに気づいた。

そうしたエビデンスがあるのか検索してみたが今のところ見当たらないので、私のごく個人的な診療経験に過ぎない。一専門医のオピニオンレベルだ。今後の研究に期待したい。二ヶ月とは、つまりだいたい四九日間であるので、この日数は何かしら古くからの考え抜かれた経験則なのではないだろうかと推測している。

五分前のことも忘れてしまう認知症患者さんで、一日三回の血圧記録は習慣として継続されていた方がいた。働き盛りのお子さんを亡くしたエピソードをまるっきり忘れていたが、その後の二ヶ月間の高血圧期は記録されていた。付き添いのご家族と担当医である私が話している間にも五分も経つと「ねえ、何の話？」とおどけてくださるのが余計に悲しかった。

大事な家族を亡くした事実は忘れても、高血圧が語る悲しみやストレスが皆と同じく二ヶ月持続したことが家庭血圧の記録から読み取れた。

記憶の回路は海馬《かいば》に代表されるエピソード記憶一つではなく、複数存在すると仮定されている。エピソードとして語ることはできない記憶の回路がきちんと作動しているのだろう。

高血圧は血管に柔軟性のなくなる動脈硬化で見られる。また塩分過多によって体内水分量が増えても見られる。また、緊張状態をつくる神経である交感神経という神経が活動すると、手足先の血管が収縮するため血圧が上がる。

これは、戦う時に手足の血管を怪我しても出血量を最小限に止める作用となるためである。血圧のほか、脈拍も上がり、汗が出て、瞳孔《どうこう》が開き、腸管運動が低下し、食欲が落ち、眠気がなくなり、血糖値が上がり、手が震《ふる》える。交感神経は「闘争か逃走か」と呼ばれる状態に、すばやく動けるための反応を作り出す。

ずっと逃走状態を維持していると、心臓や筋肉に負担がかかるため、どこかで副交感神経にスイッチを渡して身体を休ませなければならない。

急激な高血圧への変化は交感神経が興奮している状態を間接的に示す。つまり四十九日の間は、交感神経の興奮傾向の持続によって、血圧や血糖などの高値が続くのかもしれない。この間は体調にことさら気をつけ、静かに過ごすことができればそうした方がいい。

「中有」という仏教の知恵

第二章で述べた『かいまみた死後の世界』には、臨死体験と類似する古典文献として『チベット死者の書』(章扉・写真) が挙げられていた。臨死体験ブーム以前から、一九七

○年代当時はこの死者の書はＬＳＤ体験との類似性があるということで世界的にとても有名だったようだ。なんだか近寄ってはいけない書物のように思えるが、ヒッピーどころか仏教圏人にはお馴染《なじ》みの、死後の四十九日の供養のための実用経典なのだという。*8
死から転生までの四十九日に、故人が惑《まど》うことのないようにきちんと死後のあるべき裁きを経て転生できるよう、道案内を果たす内容が記載されている。唱《とな》える生者にとっても来《きた》るべき死に際しておののくことのないような教本となっている。チベットでは現代でも唱えられているお経とのことである。

以下に要約する。

死は息が途絶《とだ》えるか途絶えないかのところから始まり、最初に光明《こうみょう》を感じる。この時に世界に満ちている全体意識を悟り、自分自身が「空《くう》」であることを知ることができれば、この時点で解脱《げだつ》する。だがこの一度の光明で解脱することは難しく、次に死者の意識は体外に抜け出すが、自分が死んでいるのか生きているのかという自覚がない。親族や関係者が見え、彼らの悲嘆の叫びも聞こえる。ここで解脱できない場合、次の光明として、さまざまな恐ろしい色彩の幻影や音響を経験する。親族の呼びかけは聞こえるが、死者の呼びかけは親族には届かないので憂うつになる。そしてここで初めて自分は死んだのだということが自覚される。

心と身体が離れる時、存在本来の姿が光と色彩に満ちて現出するがこれを恐れてはならない。意識は雷鳴のような轟音《ごうおん》や光明と色彩を経験するが、存在本来の姿であり、すでに死んでいるためにこうした音響や色彩で死ぬことはないので恐れるべきではない。ここまでが三日半（五日など経典によってもっと長い場合もあるという）で、そこから「バルドゥ」が始まる。バルドゥ一日目から十四日目まで、日々出会うだろう神々や神聖な王（閻《えん》魔王《まおう》）の裁きを経て、恐れず惑《まど》わずいれば、次に転生を欲望し、次なる生としてふたたび地上に生まれ戻る。

ちくま学芸文庫版の解説によると、仏教では死の瞬間を「死有《しう》」、誕生の瞬間を「生有《しょうう》」、誕生後死ぬまでの一生涯を「本有《ほんう》」、死有から生有までの間、つまり亡くなってから次の命に生まれ変わるまでを「中有《ちゅうう》」と呼ぶ。チベット語ではこの中有がバルドゥであり、『チベット死者の書』はバルドゥの指南書である。

中有はより広くは日本では「中陰《ちゅういん》」と呼ばれ、中陰供養とは四十九日忌を指す。興味深いのが、チベットの四十九日は死後三日半から五日間経過してから数えることである。ご家族の血圧の変動のように、だいたい二ヶ月を要するのだ。

『チベット死者の書』の記述は、光だったり大きな音だったり体外離脱体験だったり、それが死者の脳の中のことと記載されていたりと、臨死体験との類似性にもたしかに驚いた。が、個人的には「だいたい二ヶ月」という期間に驚いた。

「魂」を実証主義的に検証することは今後も不可能だと思うけれども、二ヶ月間は故人を偲《しの》ぶ側の体調に動揺があるとすれば、それに対応するように故人の「魂」がそこらへんをふわふわして生者に話しかけては失望したり、おののいたり、まれには姿を見せてくれてもいいのではないかと思った。

そして故人がそうした惑いに苦しまないよう、生者はそれぞれの祈りを捧げて静かに過ごす時間設定として、バルドゥは実に適切な対応だと思われるのである。

生と死は重複している

「魂」は現代医学ではその存在が想定されていない。魂のような存在するかしないか分からないあいまいなものを考慮する隙《すき》がないのだ。

では医学が真正面から取り扱っている「生死」はどうだろうか。生も死も存在することは確かだ。これほどまでに確固たる存在であるにもかかわらず、生死の境においては、どちらであるかを明示できるような明白さは持っていない。

心肺機能補助医療の発展によって、死を規定するものが絶対的に「心臓の停止」一つだった時代が終わり、一定の条件下とはいえ、脳機能の停止の場合もあるなど多様化してきている。人生の最終段階で生と死は、条件の違いによって同時に存在することになった。「魂」があるかないか分からないとしても、死がこんなにあいまいなものでよいのか。

しかし思い返せば始まりはどうだろうか。そもそも魂の始まりはいつからなのか。いつから私は私であったのだろうか。生死の中で「ヒトの生命の始まり」は死の定義以前から、もとよりあいまいなものである。

胎児をいつからヒトの生命の始まりとするかは、宗教や政治、国家によって異なる。日本では、妊娠二十二週目以降に胎児が亡くなった場合は「死産届《しざんとどけ》」の提出を要するが、戸籍への登録や相続の権利は「出生」以降に初めて成立する。つまり一人の人となるのは胎児段階ではなく出生後となっている。キリスト教、特にカトリックでは胎児、そしてそれ以前の受精卵から一人の魂を有する人間としての権利を持つと考えられている。

出生後から一人の人間であるという認識を広く共有している日本でも、胎児をどう受け止めるかは状況によって異なるのではないだろうか。

授かりたくとも流産となった妊娠と、母体保護法に基づいて経済的理由などから中絶された妊娠とでは、胎嚢《たいのう》（妊娠初期、胎児を包んでいる袋＝嚢のこと）や胎芽《たいが》（受精後第七週まで）、胎児を生命の始まりと捉えるかどうかは異なる。

受精卵でも、不妊治療で子宮に着床されるのを待つ受精卵と、疾患の治療開発のために受精卵から作ったＥＳ細胞（胚性幹細胞《はいせいかんさいぼう》）とでは、ヒトの生命の始まりと捉えられているかどうかは異なる。

ＥＳ細胞と同じ多能性幹細胞であるｉＰＳ細胞（人工多能性幹細胞）はどうか。現在の技術ではｉＰＳ細胞から卵子や精子のもとになる生殖細胞を作れるようになった。しかし、ヒトｉＰＳ細胞由来の細胞による受精はこの本を執筆中の現在、禁止されている。*9

研究技術の進歩により、刻々と状況が変わってきており、将来的には不妊治療の新たな方法としての研究が進められることは確実だが、いま現在ｉＰＳ細胞からヒトを生み出そうとしてはいけない。受精卵と同等の能力を持つ細胞がｉＰＳ細胞から偶然にできた場合に一人の人間に発生させることは禁じられている。そのような細胞は廃棄される。

受精卵は一人の人間を発生させることができる単細胞だが、受精卵と同等の能力を持った細胞は人間の始まりではない。これらはあくまで、倫理的な取り決めである。

人間一個人《いちこじん》の生命の始まりはいつなのか。あらゆる状況や立場をひっくるめていずれか一つ、唯一無二の正解にまとめ束《たば》ねることは、できない。

死の場合の境界線もまた同じである。生と死は重複している。心情は揺らぎ、定義はケースごとに異なり、明確な線引きはできない。これから医療技術がますます進んだとしても、正解は複数であり続けるだろう。

臓器移植法であれ、母体保護法であれ、疾患の治療開発における多能性幹細胞を取り扱う際であれ、「生命として維持されたかもしれない可能性」を喪失させることの対極には、いつも「生かす別の生命」の存在が想定されている。医学的な操作は、誰かを生かすためにのみ許されるものである。医療倫理はこのように規定される。

現代医療に欠如している「魂」の概念

私たち人間は、物体から始まり、いつの間にか自我を持ち、いつ生命になりいつ死んだのかは恣意的《しいてき》で、いつの間にか物体に帰る。身体は仮《かり》の入れ物で、本体は魂だという感覚は世界中に普遍的に存在する。魂は古来、心臓に宿ると考えられていた。その後、脳室(脳の内側にある空間。中は脳脊髄液《のうせきずいえき》で満たされている)に宿ると言われたこともある。哲学者ルネ・デカルト（一五九六〜一六五〇）は脳の組織の一つである松果体《しょうかたい》（脳室の中に突出している内分泌腺《ないぶんぴつせん》）に宿ると直感していた。現代の医療倫理や方法論には、魂の存在はいっさい想定されていない。臓器移植の可否の場や妊娠継続の選択の場で、魂がどこにあるのかは問いかけてはいけない問いである。

我々の本体が魂だとして、それはあるかないか分からない。そんなつかみどころのないものでよいのだろうか。だが、臓器移植や妊娠継続の場はもちろん、医療全体にたしかに存在する「生」と「死」も、なんということか、始まりと終わりでとてもグレーだった。グラデーションを持ってだんだん生命に近づき、いっとき確固たる生存を謳歌《おうか》した後、だんだん死に向かっていく。この経過の、いったいどこに魂を位置付ければよいか分からない。

医療には「魂」の概念が明確に欠けている。しかしそんな状況であるならば、アドバンス・ケア・プランニングで「あなたの理想の死の段取り計画をしなさい」と言われても戸惑《とまど》うのが当然だろう。将来的にはアドバンス・ケア・プランニングになにかしら、死の後、看取りの後のケアもまた提供できる環境や思想を整備することが望まれる。

第五章

カゴの中の自由な心
——私たちは「幻想」の中で生きている

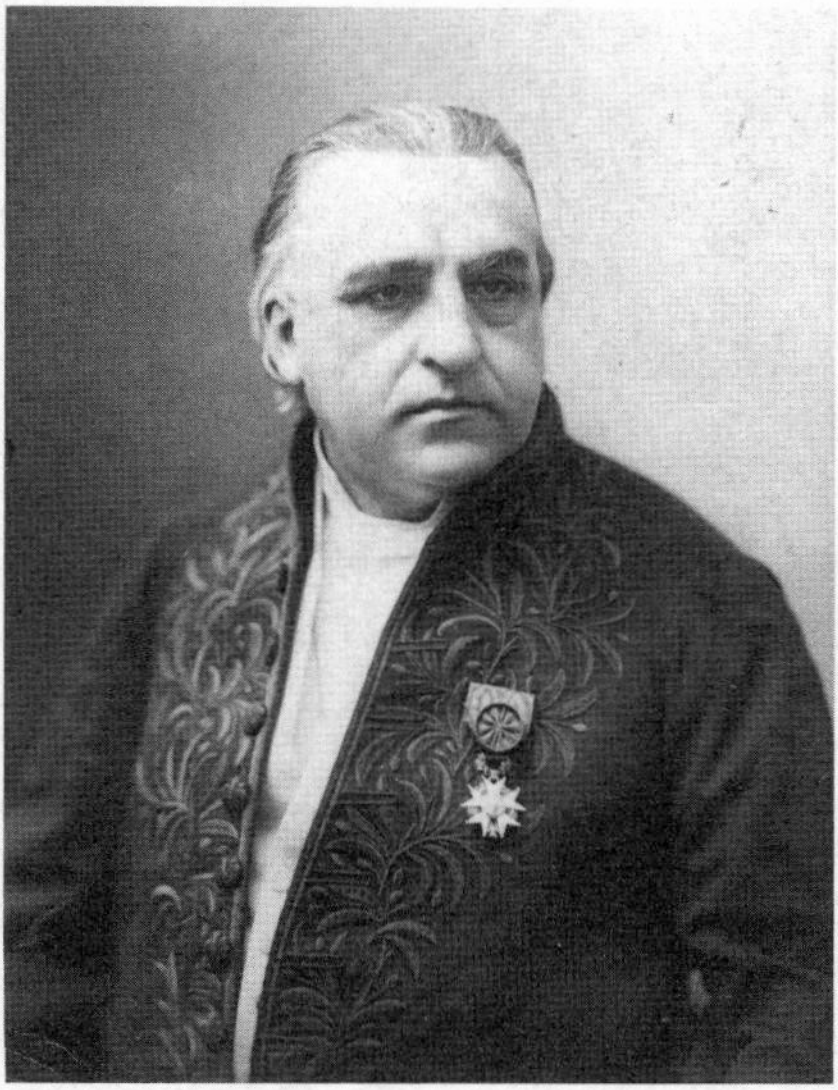

ジャン＝マルタン・シャルコー、本文199ページ

エピソード「夜、人知れず歩ける」患者さん

語り手　後期研修医

夜間に、患者さんがベッドから落ちてしまったから診察してほしいと看護師からコールがあった。当直中は担当患者さん以外でも異変があればいつでも呼ばれる。夜中は救急外来と病棟管理を同時に行なう。

秋冬の総合病院の当直は無茶苦茶だ。この季節は心筋梗塞や脳卒中が増える上に風邪の受診もひっきりなしで、誰が重症で誰が軽症かトリアージしながら同時進行していく。そこへきて変則的に病棟からコールが入り込んでくる。

看護師の話によると、患者さんはベッドからずり落ちて両足を床についている不自然な姿勢でいるところで発見された。会話ができ、バイタル*も安定しており、どこも痛がっていないということだった。救急外来をさばいてから病室に向かう前にカルテを確認し、なんの病気で入院中なのか確認することにした。

＊バイタル……バイタル・サイン（生命徴候）の略。一般的に体温・呼吸・脈拍・血圧などを指す。

患者さんは数日前からの右視力の低下を自覚し、ちょうど一週間前に近くの眼科クリニックを受診した。

眼底には異常がなく右目の視力が光覚弁《こうかくべん》（物の輪郭は見えないが暗いか明るいか分かる）まで低下しており、球後視神経炎《きゅうごししんけいえん》（眼球まで問題がなくその後ろ、つまり棒状に脳まで伸びた視神経の炎症）が疑われた。

診断を待つ間にも発熱、尿閉《にょうへい》（尿の排泄《はいせつ》ができずに膀胱《ぼうこう》に溜まってしまうこと）など新たな症状が出現したため、この総合病院へ救急車で搬送された。来院時には右目の視力低下のほかに、両足の動かしづらさもあることが分かった。緊急のMRIで胸椎《きょうつい》から腰椎《ようつい》の高さの脊髄に炎症所見が確かめられた。

自己免疫性やウイルス性の脊髄炎が考えられ、そのまま入院し、抗ウイルス薬と免疫調整の点滴治療が始まった。その後も症状は進み、両手の動かしづらさも出現した。その上、胸元から下、足先までの感覚が消失してしまった。入院から五日目に再検されたＭＲＩでは、頸椎《けいつい》、胸椎からさらに腰椎高位まで、脊髄全域にわたる浮腫《ふしゅ》所見を認め、脊髄炎が広がったことが分かった。さらなる免疫治療の点滴が追加された。患者さんは右目が見えず、胸から下のすべての感覚と両手足の不全麻痺、排尿排便に支障をきたしている方だと分かった。

「こんばんは。今お身体で痛むところはありますか」

「胸から下の感覚がないので分からないんです。私大丈夫かしら」

そうだった。感覚がないので骨折していたとしても痛まない可能性がある。手足の視診・触診を行ない、骨折や関節脱臼による偏位や腫脹《しゅちょう》がないことを確認した。病院での転倒・転落時に骨折しやすい大腿骨頭《だいたいこっとう》や脊椎のレントゲンを撮影したが骨折はなかった。

「お身体が不自由なので、ご用事の時や寝返りを打ちたい時はこのブザーで看護師を呼んでください。夜中は人手が足りなくてすぐには向かえない時もありますが、必ず駆けつけますので」

患者さんはにっこりしてうなずいた。

「今何かお手元に持ってくるものがありましたら僕が持ってきますよ」

「ごめんね、こんな夜中に来てもらっちゃって。外来だって忙しいでしょう。私はね、大丈夫なの。あのね、担当の先生には言っていないのだけどね、私、夜になると自由に歩けるのよ」

「えっ、どういうことですか」

「夜中には病棟をお散歩しているの。軽くスキップだってできるのよ。夜、誰もいない時だけの特権ね。さっきは密《ひそ》かに歩こうとした時に看護師さんが見回りに来たもんだから、魔法が解けて、動かなくなっちゃったの。だから心配いらないわ、ありがとう」

夜中に一人きりでいる時なら歩ける、というのは夢のことだろうか。身体が動かないこと、感覚がなくなってしまうことがどれほどの恐怖を与えているかと思うと、歩けると言う患者さんの言葉を訂正する気は起きなかった。ナースコールのボタンを指先の下に置いて僕は会釈《えしゃく》をして失礼した。

翌日からその患者さんが気になり、担当患者さんの回診のついでに挨拶だったり雑談だったり、ちょくちょくお顔を拝見することにした。当初は寝返りを打つのも難しく、仰向《あおむ》けで寝かされたままずっと天井を見つめていた。声をかけるといつも笑顔で返してくださった。

　リハビリになるととても前向きに取り組んでいた。身体を長い期間、動かせないでいると、関節が固まってしまったり筋肉がやせてしまったりするが、その患者さんではそういうことは起きなかった。ほぼ全脊髄にわたる長大な画像病変を呈していたが、入院二ヶ月を過ぎた頃にめきめきと改善した。

　視力が戻り、さらに歩行訓練ができるまでになった。さらなる回復を目指すために、入院から七〇日目にリハビリ病院に転院した。

　僕個人としては、夜中に散歩ができる、とおっしゃっていたことが驚異的な回復のカギだと思っている。

　夢か空想か、幻覚か分からないけれどもそれが患者さんの脳神経の回復を促したのではないだろうか。脳の中では、実際に運動することと運動を見たり考えたりすること、つまりシミュレーションすることとは一部同じ回路を使っているからだ。

　夢や空想は、危機的状況を乗り越えるための力になると、この患者さんから教えていただいた。

希望の有無がリハビリを左右する

二本の腕と二本の脚を数えて、医学用語では四肢《しし》と呼ぶ。

両腕も両脚も動かないことを四肢麻痺、左右どちらか一方の腕と脚の時に片麻痺《へんまひ》、腕は大丈夫だが両脚が利《き》かない時に対麻痺《ついまひ》、四肢のどれか一つの麻痺を単麻痺と呼ぶ。麻痺の原因は脳であれば片麻痺が多く、脊髄であれば対麻痺や四肢麻痺、末梢神経障害であれば単麻痺や四肢麻痺など、病気が神経のどこにあるかによってパターンが異なる。

いずれの原因でも、脳神経内科ではそれまで何不自由なく過ごしていた方が、急に発症した病気で歩けず寝たきりで過ごされるという場面に出会う。絶望する方、リハビリに前向きに取り組む方、それぞれの受け止め方は年齢だったり病気の起こり方だったり、あるいは脳に病変があるかないか、実にさまざまな理由で異なる。

だがこうした受け止め方やリハビリへの取り組み姿勢の違いは、一様に結果に明白な違いを導く。希望を失わず、社会復帰を目標にしてリハビリに前向きに取り組むことは、改善に寄与する最大要因の一つである。[*1]

脳の左半球傷害と失語症

脳は左右に分かれていて、それぞれを左半球、右半球と呼び、その機能には違いがある。ほとんどの人で言語野《げんごや》は左半球にある。左半球は右半身を司《つかさど》る。右手を動かすのは左半球である。利き手《きて》が右手の人が多いので、左半球は「優位半球」とも呼ばれる。利き手はチンパンジーにも存在する。チンパンジーでも左手利きが少ない。しかし人類では九割以上が右手利きという圧倒的な偏《かたよ》りがあるのだという。[*2] 左右の脳半球は「脳梁《のうりょう》」という橋を通してつながっているのだが、その脳梁を伝って優位半球はつねに劣位半球を抑制している。左手を抑制することで右手が利き手となる。

言語を司《つかさど》る中枢は、右手利きの人のほとんどが左半球に、左手利きの人の三人に一人が左半球に偏《かたよ》っている。[*3] 左半球の傷害は右半身麻痺を惹き起こすが、その右半身麻痺には、失語症も伴いやすい。言葉の理解が乏《とぼ》しくなったり、理解はできるが言葉が出なくなったりする。それでも実はリハビリ意欲には支障がない。左半球の脳卒中後、右半身麻痺という重大な支障があっても、熱心なリハビリ後に一人暮らしの自宅生活を続けることができたり、社会復帰をされる方も多い。

新約聖書の「ヨハネによる福音書」は「初めに言葉があった」という言葉で始まり、言葉によって万物の存在が規定されているという理知的な世界観を持っている。

私は子どもの頃からなぜか自分を詩人だと思っている変わった人間の端くれで、新約聖書の冒頭の言は実感としてその通りだと思っていた。ウィトゲンシュタインの「語《かた》り得《え》ぬものについては沈黙しなければならない」（『論理哲学論考』）という命題もまた、言葉第一主義の世界観を補強してくれる。言語の限界は世界の限界で、言語の外に世界はない。語り得ぬものは存在しない。だからすべての言葉を読み尽くす必要があった。

しかし左半球の脳卒中後の方々に出会うにつれ、言葉が世界の端を規定しているわけではないことを心の底から理解した。言葉以外の知性は山ほどあり、意欲や目標計画、礼儀正しさ、コミュニケーションというものにさえ言葉は必要不可欠ではないということが分かった。言葉は多数ある窓口の一つに過ぎない。

脳の右半球傷害は「困らない」

さて、右半球は左半身を司《つかさど》る。左手を動かすのは右半球である。

左半身麻痺を惹き起こす右半球の大きな脳卒中では、言葉は話せる。右手で文字も書ける。だが空間認識を主に司るのは右半球であることが多いので、右半球の脳卒中では不思議なことが起こる。
右半球の傷害では、世界の左半分、それから自分の身体の左半分をすっかり見逃してしまうことが起きる。世界については「半側《はんそく》空間無視」、身体については「半側身体失認《しつにん》」と呼ぶ。右半球の脳卒中では最大で二人に一人が世界の左半分を忘れる。[*4]
対照的に、右半分をまるっと忘れる頻度は、研究が採用した検出方法によってばらついている。というのも左側と違って右半分を忘れる場合は、たいてい半分と呼べるほど範囲が広くなく程度が軽いことが多いため、医者ごとにその症状をそれだとカウントするかどうかが違うためである。
世界のきっかり半分を見逃す、半身を完全になかったことにするという不思議な症状をきたす頻度は、圧倒的に右脳傷害による世界の左側で高い。この不均衡の理由にはいろいろな説があるが、右方向への注意が優勢だとか、右空間は左右の脳で認識され、左空間は右半球だけで認識されているためだとか、右空間を認識すると反対側を早合点《はやがてん》する傾向が強いからだとか、考えられている。[*5]
左空間・左半身がすっかり抜け落ちることで、麻痺していること自体を否定する「病態《びょうたい》失認《しつにん》」という現象も左半身麻痺には伴いやすい。左手が動かないと不便ですね、と声かけすると「不便じゃないよ、困っていないよ」と返ってくる。こちらの手を動かしてくださいというと、麻痺していない方の手を動かす。こちらの手ですよ、と持ちあげて見せると「これは先生の手だよ」、私の手はこっちだよとこちらの両手を動かしてみると、「これは佐藤さんの手だろ」。この「佐藤さん」が担当医や担当看護師の名前のこともあれば、誰のことか分からないこともある。現実との整合性などおかまいなしで全否定される。

言語障害はないので、世間話は至って普通に成立する。このような場合、本人世界は完全に充足しており、本当に困っていないので、リハビリを進めるのがとても難しくなる。

ことごとく「偏」が失われた漢字

左半側空間無視の患者さんが食卓で左半分のおかずを見逃し、正円形のお皿のちょうど真ん中に線を引いたかのように左半分だけ残すのを目撃するにつけ、世界には線で引いたような左右の別があるのだとびっくりさせられる。

失語症と異なり、これはヒト特有の現象ではなく犬の世界にもある。私が子どもの頃飼っていた犬も、晩年この現象を呈していた。お皿をひっくり返せば、残りのご飯を見つけられるので残りも食べられる。ただ、人間の脳卒中で起きた場合、この症候は長くは続かず、脳卒中から日が経つと、認識できる世界はど真ん中までからふたたび左側へ広がっていく。

忘れがたい方がいる。

医学部初年度には、患者さんという存在に初めて、一日だけ接することが許される機会がある。医師になるのだというモチベーションを上げることができる機会で、普段、単なる悪ガキに見える学生であってもこの日ばかりは真摯《しんし》に取り組んでいた。

私はリハビリ室を見学させていただくことになった。出会ったのは医師である患者さんで、鼻をかんだら倒れてしまい、脳出血を発症したこと、今数ヶ月目であること、最初は自分が左側に注意が行きづらいことにはまったく気づかなかったこと、そしてそれに気づいてから文章の書き写しをして、世界の左半分を取り戻している途中だということを説明してくださった。

患者さん先生が書いているのは新聞のコラムの写しだったが、驚くことに偏がことごとく抜けている。「机」が「几」だったり「学校」が「学交」だったりするのだ。最初の頃はコラムの右半分を書き写すと、それで終わりだと思っていたのが最近、最終行まで見えるようになったと言う。前週書いたものを見せてくださるとその日に書いたものより全体の偏りがずっと減っている。

「随分良くなってきたと思うけど、でもなんかまだ左側がちゃんと見えないんだ、きっとこれも変だよね」と先生は説明した。

自分の書き写し文章を見返し、「ああ、ここがまた抜けてるや」とチェックを入れるのだが、偏についてはずいぶんスルーされていた。きっと後日の見直しではさらに左半分の世界を拾い上げ、日に日に世界を取り戻していかれたであろうと思われる。

脳の「左半球至上主義」

患者さん先生が身を以《もっ》て医者の卵に見せてくださった現象は、文字や認識の不思議を見せてくれた。漢字にはグループの属性をまとめるが、意味や音にあまり関与しない部首というものがある。部首は「おおざと」の旁《つくり》のように右側にある場合（郎、郷など）より、「うかんむり」の冠《かんむり》（宅、字）や「したごころ」の脚《きゃく》のように上下にあるもの（感、悲など）が少し多く、さらには木偏や糸偏の偏のように左側にあるものが圧倒的に多い。しげしげと漢字の造形を眺めると、偏はつくづく、なくても音読に困らない。その上、理解にも困らない。意味を担《にな》っているのもだいたいが右側の方である。「部首」なんて呼んでいるけれども少しだけおまけに見える。漢字には右空間偏重の傾向、つまり左半球至上主義があるのではないか。

ただ実は、左右脳の機能分析の研究では、漢字の認識は一筋縄《ひとすじなわ》ではいかないようだ。カナを認識する時の脳の活動は、言語野《げんごや》のある左半球の賦活化《ふかつか》に偏《かたよ》っていたが、一文字の漢字形態を判定させる研究では右半球で処理が行なわれ、単語としての漢字の認識では左半球に偏った活動がみられるようだという。[*3]

たしかに、偏と旁に分かれているけれども両方合わせないと意味や音を喚起しない文字もある。杜氏《とうじ》の「杜」や、明晰の「明」などである。これらの漢字は左右の意味の総括が全体の意味を示している。

アルファベットではbとdなど左右を反転させると別の文字になるものがあり、極端な右偏重はないように見える。それでも英語で右が「right 正しい」で、左が「left 残っているほう」という意味であることを考えると、ここにも左半球至上主義をしみじみと感じてしまう。言語自体は圧倒的に左半球の専売特許、つまり右側を優先しがちなのではないか。たった一人の人間の中にさえ、左右二つの主張する中枢があり、どちらかを抑えつけ、優劣をつけようとしている。左右半球の認識のせめぎ合いで、世界は構成されている。

四肢麻痺の人たちが見る「運動幻覚」

本章冒頭のエピソードでは脊髄炎による対麻痺の患者さんで、「夜中になると歩ける」と話す方を紹介した。

脊髄炎や末梢神経障害によって対麻痺や四肢麻痺になった方から「実は皆が寝静まった後は歩けるんだ」と打ち明けられたことは一度ではない。「夢なのか幻覚なのか分からないけど」と前置きする方もいれば、「夢なのは充分、分かっているんだけど夢よりリアルなんだ」と言われたこともある。

こうした夢や幻覚のような体験は、脳が持つ積極的な回復へのシミュレーションなのではないかと思っている。だが、まだ幻覚があることが四肢麻痺の回復に寄与するという医学論文はない。健康な人が毎晩寝ている時に見ている夢は、レム睡眠期（寝てはいるが脳が活発に動いている状態）に自覚的に経験される普遍的な現象である。このごく普通のありきたりな夢に関しては、なんらかのシミュレーションなのではないかという仮説がある。

ただ、歩行の幻覚（運動幻覚）に関しては、夢とはひょっとして別かもしれない。

というのも十九世紀末に神経学を確立させたジャン＝マルタン・シャルコー教授（章扉・写真）は「夢の中では飛べるけれど、歩けませんよね」と講義で語っている。[*6]

映像が流れて自分が移動していると知覚できる夢はあるが、歩く夢になるととたんに身体が重くて全然前に進まないでしょう、と。たしかに背中が重くて歩けない夢を私も何度も見たことがある。個々人で違うのか、シャルコーの言うように万人に共通するのか、これまた十九世紀のシャルコー以後、神経学の教科書に記載はなく不明だ。

ポリオがほぼ撲滅された日本では、急性四肢麻痺の原因として最も多いのはギラン・バレー症候群という末梢神経疾患である。

典型的には風邪や下痢など、ちょっとした感染症を患ってから数日後に突然、足先の力が入りづらくなり、それがだんだん足全体、手の指と広がって、数日以内に歩けなくなってしまう。重症では呼吸を担う筋力も低下し、人工呼吸器を要する。数ヶ月かけて回復する。

このギラン・バレー症候群は脳幹という脊髄に近い脳に病変が及ぶことはあっても大脳には病変は及ばないとされている。

大脳に病変は及ばないにもかかわらず、大脳症状である幻覚を伴うことがある。集中治療室に入るほどの重症ギラン・バレー症候群では二割の人に幻覚が経験された、という報告がある。*7 脳の睡眠に関する分子「オレキシン」の濃度が下がると幻覚などの精神症状が見られやすかったと考察されている。

オレキシンが下がってしまう代表疾患は「ナルコレプシー」（46ページ）という病気で、この病気では唐突に脳が「レム睡眠期」に入ってしまうことで過眠症を呈する。ギラン・バレー症候群では、ナルコレプシーのようにレム睡眠の侵入が起きやすいことで幻覚が見られるかもしれないというのが一つの仮説である。

視覚障害者が見る幻視

ほかに幻覚を惹き起こす経路として、感覚入力が途絶えることで誘発するメカニズムも存在する。ギラン・バレー症候群では、身体が動かせなくなる「麻痺」のほか、重度になると感覚神経も巻き込み手足の感覚もまた鈍ったり消えてしまったりする。本来、常時、入力のある重力や温度なども途絶《とだ》えると、脳が代替的にイメージ感覚を流すのだ。

健康な人を被験者にした人体実験がある。目隠しや耳栓で一切の知覚刺激を遮断することで幻覚が簡単に誘発できたと二十世紀半ばに報告されている。*8

また、重度の視力障害者には、見えないはずの視野に、色彩鮮やかで多様な物や人物が視覚的に体験される幻視があることも知られている。シャルル・ボネ症候群と呼ぶ。*9 耳鳴りの多くが聴力低下に伴うものである。聴覚障害者の音楽幻聴もまた知られるようになってきた。

普段、知覚は積極的に注目しなくとも入ってきて、自動的にその入力強度を調整して意識に上らせたり外したりしている。目を開けば光が目に入り、耳を澄ませなくても音が聞こえ、気温や風を感じ、重力感知に至っては感知していること自体を通常は忘れている。その基礎入力を遮断したり、あるいは少し乱したりするだけでも、脳は勝手にイメージ画像だったり、イメージ音だったり、イメージ感覚だったりを流す。シャルル・ボネ症候群で視野に流れる映像は、放送終了後のテレビに映る南国風景のようにあたりさわりがないことが多く、異常な感じを与えないので病院受診のきっかけにあまりならない。

脳の「鳥カゴ」から誰しも出られない

ヒトは視力や聴力、痛覚や触覚、前庭覚などの知覚を用いて世界を認識している。この知覚は脳で作り出されるもので、質自体は本物の知覚と幻覚とで差があるわけではない。そこに経験される知覚が幻だと本人に認識されるのは、ほかの知覚との整合性、つまり周囲との関係、場面の文脈からそれが正常だとか普段通りだとかを判断しているに過ぎない。

例えば、めまい症の治療は、一度乱れた自分の身体の動きと地球の重力との関係を、視覚入力で補うことで完成する。めまい症になったことのある方であれば、ネット検索で「前庭リハビリ」というものを目にしたことがあるかもしれない。

頭を動かさずに自分の人差し指を左右に動かしてそれを目で追い、それで吐き気やめまいが誘発されなくなったら今度は指を動かさずに頭を左右に動かしてその指を目で追う。前庭—眼反射《がんはんしゃ》というものを利用し、視覚入力によって重力入力を補正する方法である。いわば整合性をリセットする方法である。

認識というものが絶大な信頼を置いているのは「流れ」であり予定調和である。現実と幻覚とでは脳細胞の働きに違いはなく、見えている光も色も、距離も温度も、音も重力、脳が作り出す相対値である。「今、私が感じる」という鳥カゴから、誰しも出られない。

脳とコンピューターがつながる時代が来ている

体が動かせなかったり知覚が失われていたりする、ということとは無関係に、誰もが自分の作り出す、脳を介した世界を認知し、この個人の檻《おり》から出られないということだ。すべての人が、閉じ込められた鳥カゴの中から脳のやり方で世界を知覚している。

脳の神経は軸索《じくさく》という束の中を電気信号が通り、シナプスで次の細胞軸索に乗り換える。シナプスでは手前の軸索からの神経伝達物質を、行く先の軸索にある受容体が受け取るかどうかである程度、信号の強さを調節している。実際の知覚信号や運動信号と、錯覚や幻覚信号との間に質的な違いはない。脳のいわば「フィルター」越しの世界を私たちが使うがために、写真やテレビという、平面で荒い画素でうつされた草木を見ることと実際の草木を見ることは、いわゆる「解像度の違い」ほどの違和感なく同様に知覚できるし、デジタル化した電波を受信して音声に復元した声で電話で会話ができるともいえる。

脳の神経の中を駆け巡り行き着く先、筋肉を動かす信号もまた電気信号である。この電気信号を脳から取り出してコンピューターとつなぎ、筋肉にアウトプットさせる、という方法をブレイン・マシン・インターフェイス、あるいはブレイン・コンピューター・インターフェイスと呼ぶ。こうした試みはすでに始まっている。

大脳障害を免れて意識は保たれているにもかかわらず、その下の脳幹や脊髄の病気によって意思表示ができない場合、「閉じ込め症候群 locked-in syndrome」と言う。閉じ込め症候群は世界中で一〇万人に五人の頻度で、理由は脳梗塞やALSなどによって起きるとされている。[*10] 脳の意思を司《つかさど》る部分は動くし、筋肉にも問題はない、ただ、その中間の神経軸索が働かないというならば、神経軸索の代わりをマシンで行なえばいいじゃないかと考えた人がいる。

進行期のALSでは「視線追跡装置」や読み取り訓練を行なった者を介した透明文字盤によってコミュニケーションを行なう。それもやがては失われ、閉じ込め症候群をいつかは呈する。そんな五十歳代のALS患者さんに、ブレイン・マシン・インターフェイスを体内に留置《りゅうち》し使用できたという報告が、最も権威のある医学雑誌である New England Journal of Medicine につい数年前に掲載された。神経に電極を留置して電気信号を発生させるという治療法は、慢性疼痛《まんせいとうつう》の患者さんに対する脊髄硬膜下《こうまくか》刺激装置や、パーキンソン病の患者さんに対する脳深部刺激などすでに臨床で使用されている技術である。

この報告によれば、ALS患者さんの左運動野と運動前野に電極を留置し、出力として左胸郭《きょうかく》に電極を置き、心で意図することで信号を調節するトレーニングを経て、一分間に二文字を右手が書くことができるようになり、視線追跡装置が使えない状況でコミュニケーションに使用することで高い患者満足度を得たという。

まだ本当に小さな一歩を踏み出したに過ぎないが、この技術の遠い未来を見据えると、ブレイン・マシン・インターフェイスを利用したアスリートが登場する日がくるかもしれない。

すでに始まっているマシンと脳の協調

埋め込み式の電極で神経軸索を代替して脳と筋肉をつなぐという技術はこれを書いている今日この日にはまだ駆け出しの段階にある。治療法の開発は特定の疾患に特化すればするほど、とてつもない開発費に比して患者が少ないため、利益回収が果てしない先になるのでなかなか進まないという難点がある。難病に応用できる技術の開発にはナイキのような視点が必要だろう。

マラソン選手に新しい走りと記録を提供した、ナイキのランニングシューズの開発には、ナイキブランドが選手のみならず一般のスポーツ人口からさらにはファッションまで幅広い顧客を獲得する見込みがあるからこその発展があるという。ブレイン・マシン・インターフェイスも難病だけでなく新しい生活としての汎用性が望めればより革新的な発展が期待できるだろう。

その点、サイバーダイン社（本社・茨城県つくば市）のＨＡＬ《ハル》は有望かもしれない。

HALの詳しい仕組みは企業秘密だが、概略はホームページに掲載されている。HALは、機器を脊髄の通る背中と、手足の筋肉、それから関節を包み込むように装着して使用する。体表に装着した電極が脳から筋肉に向かう微弱な電気信号を拾い上げると、HALの中で解釈され、有効な関節運動になるようサポートされる。さらにはサポートによって動かされた身体の動きを、脳が学習することでリハビリに活用する使用法が提案されている。マシンと脳は相互にフィードバックする。これまで主に病院単位のレンタルが行なわれ、患者さんたちはリハビリ室で使用してきた。

今後の活用法として患者さんのみならず、患者さんの介護者が装着して、腰の負担を軽減しながら介護力を発揮できるようなシーンも提案されている。また、アスリートが装着して生体信号をモニターすることで身体の使い方を体感して脳に学習させるという利用法もある。装着型サイボーグは拡大解釈すれば、つまり日曜朝に子どもと観ている戦隊モノの戦闘スーツでもあるので、正直、私も装着したい。がれきを持ち上げたり、高所から高所へ飛び回り、無傷で走るという未来も見えたりする。

患者さんから「いつからHALを自宅で僕が使えるんだい」と聞かれることが多かったので、HALの個人レンタルがいつなのか気になっていたが、なんとCOVID-19流行によってウィズ・コロナでの新しい生活スタイルに対応して、満を持して「Ｎｅｕｒｏ《ニューロ》ＨＡＬＦＩＴ」という通所サービスや「自宅でＨＡＬ」という個人利用が開始されていた。日々状況が変わっている。

まだ自宅での筋力・神経系機能向上、つまりリハビリを目的とした短期集中プログラムの一環での使用に限られているが、将来的には登山などでの使用という汎用性があるのではないかと思った。病気の有無を問わず、ＨＡＬを装着している人と装着していない人とが一緒に散歩したり山に登ったりするようなシーンがあればいいと思う。

分身ロボット「オリヒメ」

オリィ研究所（本社・東京都中央区）の「ＯｒｉＨｉｍｅ《オリヒメ》」いう分身ロボットもまた、患者さんから使いたいけど、どういう状況でしょうかと相談されて知った。

オリヒメはいわば立体アバター（分身）で、ポータブルロボットである。身体が不自由なために一日の大半をベッド上や車椅子で過ごす方のための技術としてのみならず、ウィズ・コロナの時代を迎え、遠隔会議での利用など誰もが使えるデバイスとしての可能性が広がり、ユニバーサルな方向に舵《かじ》を切っている。

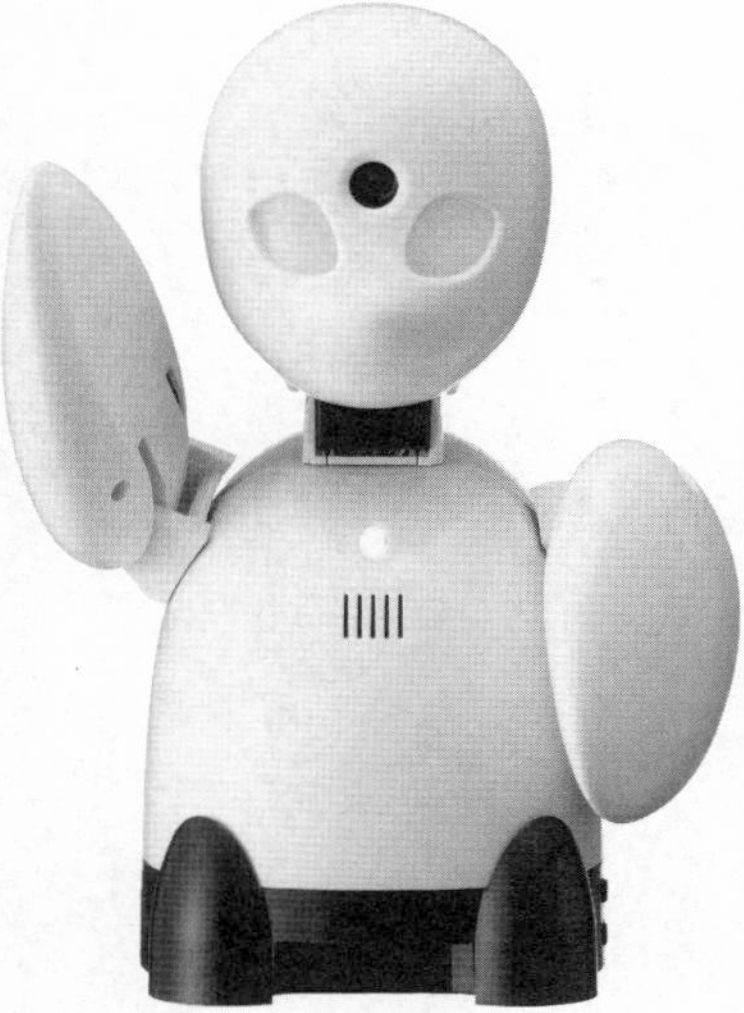

「OriHime」は1日をベッドで過ごす人たちの、文字どおりの「分身」としての働きをする。画像提供：（株）オリィ研究所

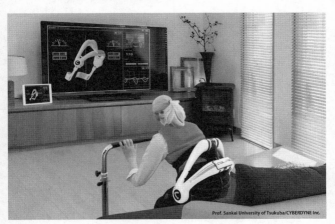

装着型サイボーグのHALを自宅でもリハビリに利用できる「自宅でNeuro HALFIT」というサービスも始まっている。画像提供：CYBERDYNE（株）

分身《オリヒメ》ロボットはドラえもんくらいのものと高さ二三センチ程の卓上型のヒト型をしているものがあり、このロボットを介した接客応対やコミュニケーションが可能である。身体の自由・不自由も問わず、コロナ時代のありなしでもなく、家から出ずに社会活動の継続を要する場面は小さな子どもを育てている場合や老親の介護、あるいはプチ引きこもりなどたしかに多様に想定できる。

これだけ通信網が発達し、オリヒメのような出力方法があれば、通勤というものが将来、不要になる。『スター・ウォーズ』のホログラムみたいにロボットの見た目がその都度変えられるようになれば、通勤不要のニューノーマル生活が完成するだろう。

たった一〇年ほど前までは、身体を思うように動かせないなどの理由で自宅から出られなければ、社会的隔絶がつきものだった。

現在、状況は一変している。インターネット上では、服装や見た目という要素を跳び越えて、実社会のコミュニケーションに飛び込むことができる。子育て中だったり、風邪だったり、心身の不調だったり、事情は人それぞれいろいろある。感染症のパンデミックによって急速に在宅ワークや在宅会議、在宅勉強会が広がりを見せる中、社会との出入力の選択肢は多様であるべきだろう。新しい技術は新しい生き方を提案し支援する。

ゲームのリハビリ応用

寝たきりの体力であろうが、元気一杯の働き盛りであろうが、同様にボーダーレスに体験できるのが仮想空間で、特にデジタルなゲームは広く生活の中に浸透している。夢や空想や、あるいは内因性の幻覚には、本人の能力や体質が関連するが、ゲームであれば、そうした制約さえなく、誰もがシミュレーションできる。

また、ゲームにはついつい熱中してしまう性質があり、麻痺で身体を動かせないことで起きる、さらなる麻痺である廃用《はいよう》症候群（運動しないことによる筋肉の萎縮や心機能の低下など）や身体の変形（拘縮《こうしゅく》）を予防するにはもってこいの方法である。

ニンテンドーDSが出てから、どんなリハビリプログラムよりも楽しく熱中してやってくれるから、筋疾患のみんなの親指の拘縮頻度が減った、と慢性神経疾患専門病院のお医者さんが嬉しそうに言っていた。私の職場でも患者さんたちも同僚である看護師さんやお医者さんたちも同じゲームをそれぞれ楽しくしている。

シミュレーションと熱中できる運動という二つの面から、ゲームによるリハビリの可能性は無限大だと思われる。しかし現時点でゲームがリハビリプログラムに採り入れられているかというとまだわずかである。

医学論文をメタ解析し、専門家の見解を総括する「コクランライブラリー」という、辞書とガイドラインの中間にあるデータライブラリーがある。そのコクランライブラリーには、脳卒中後のリハビリにおけるバーチャルリアリティ活用についての総説がある。*11 二〇一七年の時点で七二の無作為ランダム化二層試験の報告が存在し、ニンテンドー、プレイステーション、マイクロソフト社のXｂｏｘ《エックスボックス》が用いられていた。

それによれば、従来のリハビリ手法対バーチャルリハビリのガチンコ比較では差がない。しかし、従来のリハビリに追加でゲームを組み合わせていくと、従来のリハビリだけよりも上肢の機能と日常生活動作の能力に改善が見られたとのことである。歩行速度やバランスには差が出なかったが、これといった有害事象もなかった。ゲームの追加でさらなる改善が見込めるかについては、脳卒中の重症度とは関連がないし、また脳卒中になってから早く始めるか、後になって始めるかとも関連がなかったという付記もある。

ということはつまり、理学療法士さんや作業療法士さんの指導下でのリハビリを受けて過ごし、家ではゲームをすることで、さらなる改善を目指すことができるということだ。

現在この国の脳卒中後のリハビリは、発症急性期の治療を終えてから三ヶ月間、リハビリ病院に入院で集中的に行ない、あとは自宅での日常生活や自主的に続けるリハビリによる改善を待つ流れである。基本的には通院でのリハビリの継続はない。後からニンテンドーを始めても効果があるならば、退院後のプランとしてバーチャルリハビリとしてデジタルゲームを提案できる。

ゲームは言葉による難しい説明がしばしば不要で、リハビリ意欲という抽象的な目標をかかげなくても自然に継続できるため、小児科領域からの肯定的な報告もある。出生時のアクシデントなどによる脳性麻痺の子どもにおいても上肢の拘縮や廃用症候群の予防に有効である。*[12・13]

ゲーム依存症とADHDの関係

だがその一方で、医学論文の数では、インターネットやデジタルゲームを医学応用したという報告より、ゲームの危険性、特に依存性についての報告のほうが多い。

精神医療の標準化を目的として編纂《へんさん》されている『精神疾患の診断・統計マニュアル（DSM）』という、辞書のような本があるのだが、二〇一三年に改訂された第五版ではとうとう「インターネットゲーム障害」が「今後の研究のための病態」の項に登場した。デジタルゲームへの依存症は、特にオンラインゲームによく起きるので、こうした病名になった。依存が起きやすいゲームの種類が調査されており、マルチプレーヤー参加型オンライン・ロールプレイング・ゲームで最も依存症の頻度が高い。[*14]

インターネットゲーム障害はゲーマー全体の一割ほどと考えられている。[*15] さらに自己申告で「人生の一時期でもゲームに依存したことがあるかどうか」という、最もスパンの広い調査をしたところでは、三割弱の人が「依存していた時期がある」と答えたという。[*16]

私自身も任天堂の初代ファミリーコンピュータを買ってもらって、学校から帰宅するなりランドセルを背負ったままマリオを数時間続けるという異様な執着を示して、一週間かそこらで取り上げられてしまった。普通にゲームを楽しむこととは別に「問題となるゲームの仕方」というものがあるので、それを避けようという啓蒙《けいもう》は必要だと考えられている。

「インターネットゲーム障害」はただ単に長時間連続でゲームをするだけでは該当しない。ゲームをしていない時もゲームのことを考え続け、取り上げられた時にイライラしたり不安になったり、それからだんだんとゲーム時間が長くなっていったり、現実生活での関係性がどうでもよくなってしまったり、現実逃避のためにゲームに没頭したりするかどうかで診断される。[*17] 項目的にはアルコール依存症と似ている。

というのも、ゲーム依存のメカニズムはまだ分かっていないものの、その他の依存症と大して変わらないのではないかと推察されるからである。

後述するが、依存症は脳の「報酬系」と呼ばれる経路と、扁桃体という快・不快を判断する構造の関与に関係する。年をとれば脳が変性し、神経伝達物質は誰でも緩《ゆる》やかに枯渇《こかつ》していく。反対に若ければ若いほど、脳の神経伝達物質はたくさん出て、それを報酬系で受け取る受容体もしっかり機能する。そのため依存も強固になりやすい。

だから依存症の原因となるようなものは、なるべく脳の反応が衰えてから始めた方がよい。ゲームも砂糖もお酒も報酬系の賦活化《ふかつか》という意味では同じで、お酒以外も依存の観点だけで言えば二十歳になってから始めた方がたしなみ程度で済むだろう。

ゲーム依存のリスク要因として明らかとなってきているのは、若年、男性、独身、短い教育歴、無職、注意欠陥多動症（ADHD）であることである。

ADHDでは大きな強制力よりも、目前に迫った小さな強制力にとらわれてしまう傾向があるためと考えられている。ゲームの種類を通信性ロールプレイングゲーム、通信のないロールプレイングゲーム、サバイバル、カーレース、ホラーなど一二種に分けてどのゲームがどれだけ依存が強いか検討したある研究では、ゲームの種類には関係なくADHDの重症度と関連したと報告されている。[*18]

「依存」も生き抜く力に変えられる

依存症という観点からインターネットゲーム障害は基本的には精神科で相談される事項であるので、患者さんは内科にはあまり来院しない。脳神経内科では、頭痛や不眠があって学校に行けないという主訴で来院される十代の方の中に、本質的な問題が「頭痛」ではなく、ゲームやネット依存の方が含まれている例に出会う。

まだ子どもであるので自分でゲームを購入したわけではない。そこで「なぜ、それが与えられたのか（始めたのか）」を考えてもらい、「抜け出せなければ何が起きるのか」を自分で考えてもらうことにしている。

ゲームを始めた理由はそれぞれで、友人がやっているから自分もという場合もあれば、試験勉強のご褒美《ほうび》や、大病した際に一人きりで過ごすのがかわいそうだったからであったり、おとなしく黙って座っていてもらうために親から渡された場合もある。

大人の集まりに連れていった子どもに騒がれ、「静かにしなさい」と叱るよりもいいだろうという軽い気持ちからだとしても、大袈裟《おおげさ》に言うとそういう与え方は支配や搾取《さくしゅ》を目的としているともいえる。

依存症の形成には、脳の中で報酬系という「やればその個体にとって有益であるので、褒めてその行動を促すために進化してきた経路」の活性化が関わる。褒めて育てるので、報酬系というわけである。

報酬系の刺激を欲しがるのは脳がとても健気《けなげ》であるためだ。本来は生物として個体の生存を高める行動に対して報酬系は作動するはずなのだ。報酬系ではドパミンという神経伝達物質のやりとりがメインとなる。

がんばりだったり、ゲームへの熱中だったりでこの経路が活性化してドパミンが出るのは自然なことだ。ちなみにこのドパミンを、そういう出来事をすっとばして直接放出させる物質の一つに覚せい剤がある。「言うことを聞く子どもにしてやる」と父親に覚せい剤を打たれたのが最初とおっしゃる年配の依存症の方に出会ったこともある。

ゲームが長時間にわたり、頭痛や不眠による不登校をきたして外来に連れて来られる方の中には、長時間をゲームに費《つい》やしているのは、将来ゲームクリエイターになりたいから、コンピューターのプロになりたいから、新しいプログラムを創り出したいから、という少年少女もいる。e－スポーツが台頭してきた。近い将来にはそれこそ寝たきりであってもなくてもe－スポーツの選手が大いに活躍する時代が来るだろう。

これからのリハビリや医療を率いるのもゲームで育った世代だ。近年、外科手術の主流は内視鏡手術へと移ってきているが、ビデオゲーム歴があった方が内視鏡手術が上手いとか、ビデオゲームが上手いほうが内視鏡手術も上手いという論文が多々ある。[*19・20] モニターを見ながら手元を操作するのが身についているためだろう。

時代ごとに生き抜く手段は更新されていく。

依存症で生活がままならなかったり、依存を利用されて誰かに搾取されるならば、あるいは夢が遠のいてしまうならば、抜け出す手立てを考えるべきだ。一方で没頭する力で技術を磨いて新しい価値を作るなら、依存さえも力になるのではないかと思う。

万が一、最初こそ黙らせるために親から与えられたのがゲームとの出会いだったとしても、それを力に変えることはできる。依存して没頭する時間が自己実現につながるのか、誰かに搾取されるだけなのか、答えは一人一人異なる。

第六章　擬死と芸術表現
——解離症と「生き抜く力」

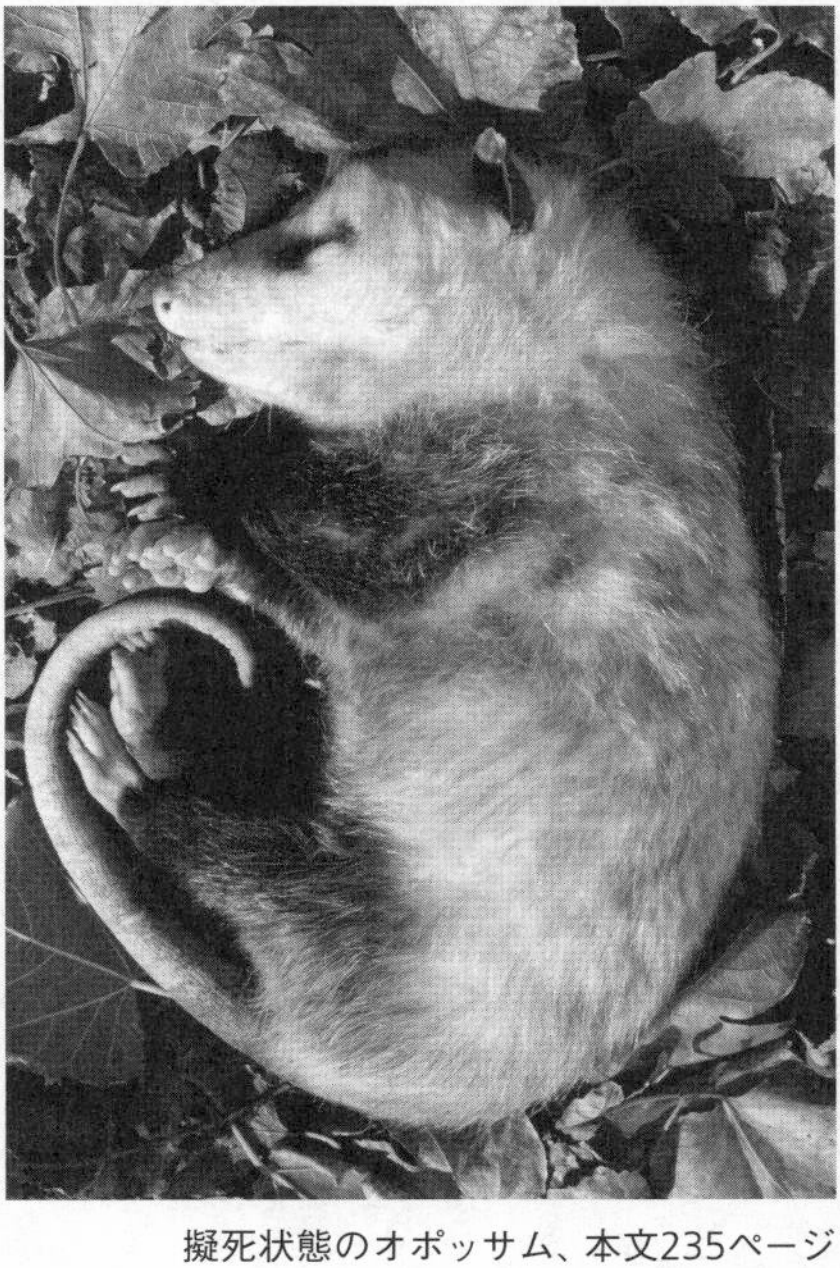
擬死状態のオポッサム、本文235ページ
©Mary Evans / PPS通信社

エピソード　「自分が誰だか分からなくなってしまった」患者さん

語り手　医師

その患者さんは気づくと公園のベンチにいたのだという。閉園時間までそこにいたため、管理者に帰宅するよう声かけをされた。応じないでいると、警察が呼ばれ署に保護された。どこかぼんやりしたまま自分が誰だか分からないと繰り返す。

携帯電話を持っており、着信履歴に電話をすることはできた。電話をすると内縁の夫が出て、本人を捜していたと言う。二人で暮らす自宅から本人が発見された公園はざっと一〇〇キロ離れており、どうしてそんなところにいたのか分からないがひとまず引き取りにきた。

内縁の夫を、見たことがある人、と言うが自分の名前も言えないままだった。夫によると実はこうした発作《ほっさ》を繰り返しているということで病院に行くよう警察官に言われて来院した。

救急医の診察では、礼儀正しくにこやかで、協力的、会話は問題なく成立した。自分が誰だか分からない、今いったい何歳で、これまで何年間をどう生きてきたのかまったく分からない、ということ以外は、何もかも問題がなかった。今が令和であることだけでなく今日の日付、自宅から遠く離れたこの場所のことなど的確に答え、麻痺などその他の異常もなかった。採血や頭部CT検査でも異常がなかった。経過観察目的の入院が勧められたがお金がないという理由で拒否した。

検査で異常がなく、発作性に繰り返している神経症状となると、てんかん、つまり脳細胞の異常な電気の発火による疾患が鑑別に上がるということで救急外来から脳波が予定された。日中に脳波検査を受けるまで、点滴を受けながら救急外来で仮眠をとった。夜があけて通常外来が始まると、内縁の夫の押す車椅子に乗せられてこの外来へ来室した。

脳波検査時にも、自分が誰だか分からないという症状は続いていたが、脳波は正常で、無痙攣性《むけいれんせい》てんかん重積《じゅうせき》に特有の徴候は認められなかった。これは予測通りの結果だった。救急医はＣＴやら脳波やらいろいろ検査をしてくれたものの、実は、自分に関する記憶だけが抜け落ちてしまう、という症状だけですでに診断は可能であった。

検査はすべて正常でした、おそらくストレスが原因でしょう、なにか心あたりはありませんか、と問いかけると、内縁の夫の顔が曇《くも》った。

「おそらくこれの娘のことで……」

と話しはじめると、すべて忘れていたはずの本人が途端《とたん》に思い出したようで、

「その話はいいから」

と遮《さえぎ》った。

思い出しつつあるのですね、と問いかけるとうなずくので、症状は「全生活《ぜんせいかつ》史健忘《しけんぼう》」であること、これは「解離性健忘」ともいって、「解離症／解離性障害」という精神科の疾患に含まれること、精神的なストレスが誘因となること、背景にうつなど別の精神疾患が隠れていることが多い、一度精神科にかかれば助けになるかもしれないので紹介状を書くことを告げた。

だが「精神科にはこれまでにかかったことがあるので紹介状は要らない」と

言い、そこにまた通うことを約束した。自宅から一〇〇キロ離れているが、再診予約をここでとりたいとのことで四週間後に予約した。

四週間後、見違えるようにはつらつとした印象で外来に現われた。この一ヶ月の間に行方不明だった娘がふらりと現われたという。自慢の一人娘の大学進学や、十歳年下の内縁の夫とのなれそめなど、前回話しそびれたという「全生活史」を今度は語って止まらなかった。記憶を失くしてさまよってしまうのは自分の「癖」だと言う。自らのストレスは娘のことというより、子どもの頃の家庭環境だと思うと自己分析していた。

義父がいた。その人間は酔うと母でも犬でも自分でも、ぼこぼこになるまで暴力をふるうことがあった。夜中でも起こされるので酔って帰ってくる日は見つからないよう、たんすの奥に隠れて夜が明けるまで息を潜《ひそ》めていた。その時から「心が身体を置いて出て行っちゃえるようになったんだ、幽体離脱《ゆうたいりだつ》ってやつだね」と明るく語った。「幽体離脱中は、ほかの幽体離脱中の人や宇宙人と会うこともあるんだよ」。また来るね、と言って退室した。次の予約日に現われることはなかった。

「全生活史健忘」は記憶障害か?

自分は誰なのか、これまでどう生きてきたのか、という自伝的記憶だけが抜け落ちてしまうことは全生活史健忘と呼ばれ「解離性健忘」に特徴的な症状である。この症状はそれだけで、てんかんや脳梗塞のような脳神経内科疾患ではなく、解離症/解離性障害という精神疾患であることが判別できる。

てんかんや脳梗塞で起きる突然の記憶障害は、自伝的記憶の喪失とはまったく異なる種類の記憶障害である。

側頭葉の内側にある「海馬《かいば》」という記憶の一大センターに病変が及ぶと、発作や発症の数秒前から数日前、時には数年の記憶がどんと抜けてしまうこともある。しかし「自分に関わることだけが分からない」というような器用なことはできない。むしろ重度の記憶障害であっても自分の名前や生年月日だけは答えられたりする。

数年分の過去が忘れ去られ、さらに五分前のことも忘れてしまうにもかかわらず、まるで会社の採用面接の自己紹介のように、名前と生年月日と出身大学を一続きで述べる海馬障害の方に会ったこともある。自分についての情報というのは記憶の中でも少し特殊なのだ。

図6 海馬

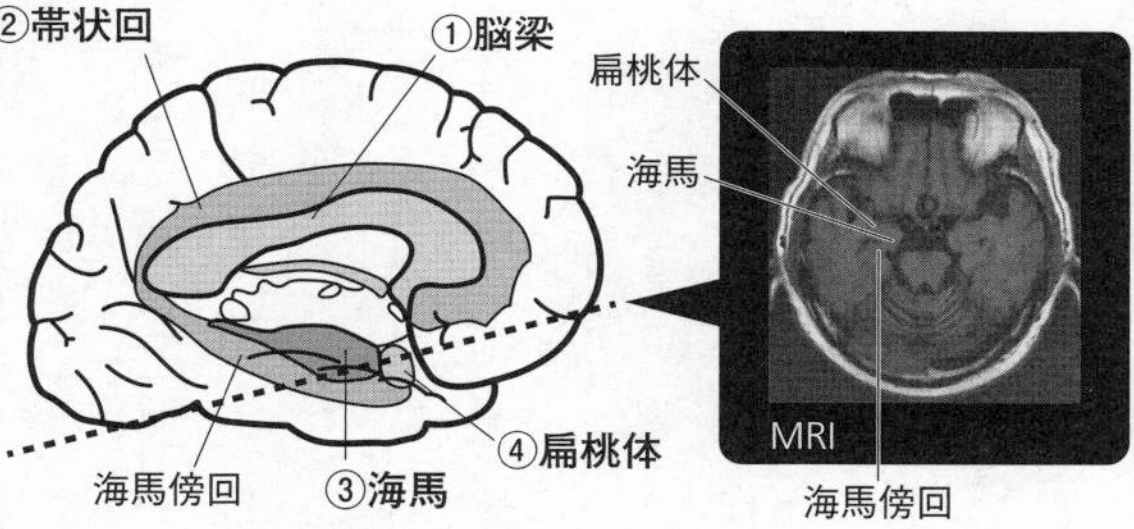

左脳を内側から見た模式図（右が顔側になる）。右脳との連絡路である ① 脳梁を囲むように ② 帯状回がある。帯状回は痛みの認知に関与し、その帯状回に連続して記憶を司る ③ 海馬が、感情を司る ④ 扁桃体とともに大脳辺縁系を構成している。（シェーマは Ropper AH et al. Adams & Victor's Principles of Neurology, 9th ed. McGraw Hill Medical を参照し作成した）

自分自身の記憶や存在を意識から切り離してしまうことは、脳が受けた傷という機能不全ではなく、脳が元々持っている高度な機能がむしろ無傷であるからこそ初めて実現できる。

自分が誰なのかという記憶を失くして遠くの土地をさまよう症状を「解離性遁《とん》走《そう》」と呼ぶ。突然いなくなり、縁もゆかりもない土地で、なぜそこにいたのか分からないまま発見される。遁走とは「逃げ出す」という意味である。本人にもその間のことは記憶がなく説明ができない。時々、「記憶喪失事件」として報道されることがある。

自らを守るために起きる「記憶の切り離し」

ここで言う解離とは「自分自身」との解離、自己の情報や自己同一性《アイデンティティ》と意識とが離れてしまうことを呼ぶ。

解離症／解離性障害には、いくつかの症状から種類がある。「解離性健忘」のほかに代表的なものに「離人感・現実感消失症」「解離性同一症／解離性同一性障害」がある。

離人感・現実感消失症は自分の周囲や精神から隔てられてしまう感じから、自分の身体から離れてしまうこと、つまり体外離脱体験までが含まれる。

解離性同一性障害は二重人格や多重人格として一般に知られている。自己同一性が破綻《はたん》し感情や記憶、知覚や認知などが不連続になる。侵入的思考や憑依《ひょうい》体験が起こることもある。本人が人格の切り替えを自覚的に行なっているわけではないので「侵入」と呼び、自覚的に演じているわけではないので「憑依」と呼ぶ。意識の侵入が自己申告されることもあれば、いつもとまったく異なる話し方や動き方で憑依体験に他人が気づくこともある。*1

解離症／解離性障害は心的外傷《トラウマ》に続いて起きるとされ、虐待や被災経験がリスクになる。

特に解離性同一性障害では、九割で小児期の虐待やネグレクト被害歴がある。[*1]辛い記憶を切り離してなんとか生き延びるため、一人の個をどんどん細分化させていってしまう。そのために複数の人格が生まれるというわけだろう。解離性健忘は虐待ではなく、友人や恋人などの対人関係の心理的ストレスや葛藤に続いて起きる傾向があるとされている。

VR実験が示唆する健忘のメカニズム

ここまでの章で、現象としては離人感・現実感消失症と臨死体験や体外離脱体験とは区別ができないとされている見解を紹介した（61ページ参照）。両者ともに幼少期の虐待経験が挙げられており、脳の中では類似の生理学的機構で起きていると推測されている。

臨死体験での体外離脱と解離症での離人感の異同について、近年研究が進んでいる。

解離症の中心となる症状の一つは「解離性健忘」が代表するように健忘、すなわち記憶障害である。体外離脱体験は、バーチャルリアリティ（VR）のような錯覚を用いて簡単に誘発できる。「アメリカ科学アカデミー紀要 Proceedings of the National Academy of Sciences」という権威ある総合基礎科学の専門誌上で発表された研究では、実にクリアカットな実験が行なわれた。

被験者に普通のメガネ越しの風景を見せながら、これまでの人生の出来事を語らせた場合と、VR装置付きメガネ越しに「体外離脱した場合に見える、自分より少し横上からの風景」を見せながら、これまでの人生を語らせた場合で、自伝的記憶の想起は違うかどうかが実験された。

三二人の健康な参加者で行なわれ、結果は実験的体外離脱環境下ではエピソード記憶の想起障害が見られた。[*2] さらに二一人の被験者に対するfMRIでの分析では、この想起障害に関わる脳の部位は左海馬の後部だと示されていた。ただ単に、今自分が実際にいる場所より少し高い場所に「心がある」ような錯覚を起こすだけで、左海馬の働きが落ちてしまう、つまり自分の過去を思い出しにくくなるというのは驚くべきことだ。

解離症がもたらす「火もまた涼し」

解離症は被虐待歴を持つ人のほか、頭部の外傷後に起こることもある。統合失調症に合併する頻度《ひんど》も高い。[*3] 統合失調症は長年、神経伝達物質であるドパミンが過剰に作用してしまうことで幻覚・妄想につながることが知られていたが、ドパミン過剰放出の上流にNM

DA受容体の機能低下があるのではないかということが近年分かってきており、「NMDA受容体低機能仮説」と呼ばれている。

臨死体験や体外離脱体験は、ケタミンやPCP（フェンシクリジンの略称。ケタミンと似た薬効を持つ麻酔薬）といった、NMDA受容体機能を低下させる薬を使用した時の体験と現象的には同じと考えられていることを第二章で述べた。

そして、海馬で記憶を担っているのもNMDA受容体である。これらのことから、解離症にもNMDA受容体機能低下が関わっているのではないかと筆者は仮説を立てて、論文を発表している。[*4] 多くの仮説の一つに過ぎないが、今後、明らかにされていくだろう。

ストレスや葛藤に苦しむ人に、より強いストレス負荷が加わる時、あたかも脳がSOSを出すかのように自分の身体が思い通りにいかなくなる。解離症の症状を呈すると、症状が生活上の問題の中心となるため、ストレスや葛藤に向き合わずに済む。発作中は疼痛《とうつう》（痛み）もなくなる。

一四〇年前、神経学の黎明《れいめい》期からこの疾患の無痛状態の極端さは注目されてきた。当時は痛覚があるかないかの診察に焼きごてを使うことがあったが、焼きごてにさえまったく無反応となるのだ。

そんなことは作為症《さくいしょう》／虚偽性障害など、病気のフリをしている場合、いわゆる「仮病《けびょう》」には起こり得ない。あまりの熱さにぎゃーっとなるだろう。解離症の患者さん、なかでも解離性昏迷《こんめい》（身体を動かしたり、言葉を交わしたりできなくなる症状）を呈している場合、まるで修行僧のように「心頭滅却《しんとうめっきゃく》すれば火もまた涼し」を実践できてしまっている。

二十一世紀の新発見「抗NMDA受容体脳炎」

抗NMDA受容体脳炎という、今世紀に入って疾患概念が確立した新しい病気がある。なんらかのきっかけでできてしまった自己免疫性の抗体が脳のNMDA受容体に結合すると、この受容体の機能低下を起こす。

二〇〇七年に卵巣の成熟奇形腫と呼ばれる良性腫瘍への自己免疫性の反応で起きる脳炎として最初に報告された。*5 その後、原因が腫瘍の場合は半分ほどで、残りは腫瘍とは関係がないことが分かった。

この脳炎ではちょっとした風邪症状から数日後に突然、幻覚・妄想をきたす。

この幻覚期には神託の幻聴だったり憑依妄想だったりを呈するため、統合失調症と類似していたり、*6 解離症や変換症（無意識のうちの心的葛藤によって、さまざまな身体的症状が生じる

障害）と診断された場合もある。[7・8]

その後、次第に受け答えができなくなり、身体をのけ反《ぞ》らせては床に頭を延々と打ち付けるような反復運動や、口をもぐもぐさせたり舌を出したりひっこめたりという不随意運動を繰り返すようになる。この特有な運動過剰期は現象的には解離の重積状態（発作が長く続いている状態）ではないかとする論文がある。[9]

この運動過剰期には、まったく話さなくなったり、あるいは念仏《ねんぶつ》や祈禱《きとう》など、普段用いないような言葉を唱え続けたりなどの言語の異常も伴う。そうした運動過剰期が数日から数週続いた後、血圧や呼吸や体温調節など自律神経の機能制御ができなくなり、この時期には呼吸停止による死亡リスクが極めて高い。

しかしここを人工呼吸器管理で乗り切り、腫瘍の切除や免疫治療を行なうことで、後遺症なく回復できる。[10]最近では、軽症である場合、呼吸停止期に至らず、幻覚や異常運動を数ヶ月呈して自然に治るものがあるなど病像は広がってきている。[11]

「狐憑き」の正体は脳炎だった

抗NMDA受容体脳炎の幻覚・妄想には宗教的な妄想や、狐や悪魔が取り憑《と》いたとする憑依妄想が多い。

古川哲雄氏《ふるかわてつお》（東京医科歯科大学医学部保健衛生学科名誉教授）は、日本の伝統的な概念である「狐憑《きつねつ》き」などの憑き物伝承の一部に抗ＮＭＤＡ受容体脳炎が含まれていたのではないかと述べている。[12]

そこで江戸時代の憑依もの『死霊解脱物語聞書《しりょうげだつものがたりききがき》』（残寿《ざんじゅ》著、元禄三年刊）を読んでみると、怨霊《おんりょう》に憑依された少女が高熱と異常運動、呼吸困難などを経て、そこを生き延びると後遺症なく見事に回復を果たしたところがそっくりだった。[13]

この江戸時代のベストセラーは鶴屋南北《つるやなんぼく》の歌舞伎『色彩間苅豆《いろもようちょっとかりまめ》』や、三遊亭圓朝《さんゆうていえんちょう》の『真景累ヶ淵《しんけいかさねがふち》』に翻案されて、最近でも映画になったり、怪談の題材として数百年間にわたって人気を博しているが、そもそもは残寿という僧侶が実際の出来事に取材したノンフィクションとして書かれているのだ。

海外にも狐憑きに似た「悪魔憑き demonic possession」という現象がある。悪魔憑きの物語で最も有名なのは映画『エクソシスト』（一九七三年、ワーナーブラザース）ではないだろうか。実はこの映画もまた実在の少年に起きた出来事がモデルになっている。

『エクソシスト』のモデルの患者さんが抗ＮＭＤＡ受容体脳炎だったのではないかという

話が二〇一〇年の「神経学年鑑 Annals of Neurology」に編集部宛の手紙として掲載された。[14]

『エクソシスト』のモデルを追ったドキュメンタリー書籍を読むと病院の医師もがんばったと思うが、なにより何人ものエクソシストたちが誠心誠意がんばったことが分かる。[15]

この少年はある日を境に、自分は悪魔だと名乗り、ヘブライ古語などで話し出した。元来の少年の精神の痕跡は消え、自傷や破壊、罵倒《ばとう》が繰り出される。

昼間には憑き物が落ちても、また夜が来れば繰り返される。手足や胸腹部に禍々《まがまが》しい文字や刻印が刻まれる。無痛状態下の自傷行為なのではないだろうか。妄想幻覚だけではなく極度の不眠、発熱や呼吸の不整もあり、何度も病院に入院するが、小康状態になればすぐに退院となる。退院して家に帰るとふたたび悪魔が顔を出す。

両親は絶望しかけたがエクソシストたちは最後まで希望を捨てなかった。

皆の努力が実って少年は後遺症なく完全に社会復帰した。少年は悪魔に憑かれていた時期の記憶は一切なくなったとのことである。解離の特徴である健忘や無痛状態がこの記録にも見られる。ブリッジの姿勢で階段を下るシーンは映画の中でも有名な要素の一つだと思うが、あのポーズは抗NMDA受容体脳炎で見られる症状の一つでもある。[16] また、ケタミンなどNMDA受容体機能低下薬でも、筋緊張亢進《きんきんちょうこうしん》による反《そ》り返りが起こる。

動物実験ではかつて麻酔薬としてケタミンが盛んに使われていたことがあった。この薬を投与すると、実験動物に完全な無痛状態をもたらすことができる。筋肉が硬直して反り返り動かなくなるので、強い力で押さえるなどの苦痛を与えずに採血などがスムーズに行なうことができた。

しかし二〇〇七年から、日本ではケタミンは「麻薬及び向精神薬《こうせいしんやく》取締法」で規制されたため、今では実験の第一線で使われてはいない。

進化はなぜ「解離」をもたらしたか

解離という現象は、自己同一性を瞬時に切り離し、新たな自己を始めることができる機能である。同時にまったく無痛となり、身体の筋肉が緊張し硬直する。解離性昏迷など完全な解離では受け答えはできないが外界の出来事は把握できる。しかし病的な解離の場合は特に、解離中の記憶は大方《おおかた》失くしてしまう。

解離という現象を最初に見出したフランスのピエール・ジャネ医師（一八五九～一九四七）は、ダーウィンの論理に倣《なら》い、解離を進化論的に捉えようとした。

二十世紀半ばにはドイツのエルンスト・クレッチマー医師（一八八八～一九六四）がジャネの進化論的解釈を継承し、解離性昏迷は昆虫や小動物が捕食の危機を逃れる方法である「擬死《ぎし》反射」と似ているのではないかと指摘した。[17]

「擬死」とは、強敵と対等に戦う方法を持たない小動物が、捕食者から逃れる可能性に賭けた最終手段である。擬死 thanatosis（death feigning）という呼び名のほか、硬直性無動 tonic immobility や動物催眠 animal hypnosis なども呼ぶが同義である。[18]

擬死を呈すると、ヘビなど、動くものを餌《えさ》とする捕食者には獲物として認識されずに済む。擬死は身体が硬直し、意識がないように見え、痛み刺激に反応がないなど、解離症や変換症にとてもよく似ている。跳躍力を持たないテプイヒキガエル（南米ギアナ高地のテーブルマウンテンを現地の言葉で「テプイ」と呼ぶ）の一種は、クモに出会うと一瞬で身体を硬直させ、崖《がけ》を転がり落ちることでクモから迅速《じんそく》に逃げ延び、しばらく無動で過ごした後、何《なに》事《ごと》もなかったかのように起き上がる。[19] 南北アメリカ大陸に生息するオポッサムは全身の硬直だけでなく、腐臭《ふしゅう》まで出すことができる[20]（章扉・写真）。要するに死んだフリである。

擬死は今にも捕食されそうという生命の危機をきっかけに惹き起こされる。ヒトでも心的外傷を伴う出来事、すなわち性暴力や災害時などに擬死反射が起こることが知られている。

ヒトでの擬死をスコアで数値化し評価した論文では、人間での擬死現象では、身体的無動、恐怖、解離の三要素が同時に起きており「外傷誘発性解離」であると結論されている。[*21] クレッチマーが解離症の観察から得た推察は、心的外傷の観察により確認されたといえる。

昆虫を用いた研究では、擬死には脳のドパミン系の過剰とその上流であるグルタミン酸系、つまりNMDA受容体機能低下の関与が示されている。[*22] 全身の筋肉の硬直、無痛、受け答え不能はNMDA受容体機能低下薬であるケタミンの効果そのものである。

ケタミンは先述のように、麻酔薬としての役目をいったん終えたが、近年、その即効性のある抗うつ作用が注目され、次世代の抗うつ薬としての開発が検討されている。[*23] うつ病による大きな苦痛を乗り越える力として、健忘や無痛状態が期待されているのである。とすれば、解離を起こせる能力とは内在性の抗うつ因子、結果として致死的な出来事を乗り越え、生存可能性を高める保護因子なのではないだろうか。

詩人とシャーマン

詩人アンドレ・ブルトンは、シュルレアリスムが解離症と同様の脳神経機構を利用した芸術表現であると述べた。[*24] これは他の詩人の創作にもあてはまる。

私自身、詩を書く時は言葉が降りてくるのを待つだけで、後からその間のことをよく思い出せず、なぜこんなものを書いたんだろうと読者として読む感覚がある。自作の詩に対して私自身が行なえるのは解釈を加えることだけなのだが、それはとても楽しい。詩作に酒をあおる必要はないが、酔っ払って記憶を飛ばすタイプの人には理解できる現象かもしれない。

二十世紀の日本の詩を語るに欠かせない詩人として入沢康夫《いりさわやすお》氏（一九三一～二〇一八）が挙げられる。一九六八年発表の『わが出雲《いずも》・わが鎮魂』（思潮社）という代表作では『古《こ》事記《じき》』から「さみなしにあわれ」（同・中巻、景行《けいこう》天皇条）という言葉を謎深く印象的に引用しており、この言葉は入沢詩を読み解く鍵として後世の詩人たちが分析してきた。「さみなし」とは中身がなくて空虚だという意味である。

吉田文憲《よしだふみのり》氏（詩人、文芸評論家）によると「中身」とは霊魂を指し、詩的言語は外から生成されるものであり、それが宿す意味や心情を収める、詩人の心にある空洞の容器を「さみなし」と呼んでいるのだという。[*25]

この詩集はシャーマンである稗田阿礼《ひえだのあれ》が感得した神話である『古事記』を表面上なぞり

ながら、注釈と引用を交錯させるうちに意味内容を逆転させ、神話的意味を骨抜きにしてしまう構造を持つ。野村喜和夫《のむらきわお》氏（詩人）は故・入沢康夫の追悼の場で、入沢詩のこうした自己疎外傾向を「離人症的」と評していた。実に的確だと思った。シャーマンに降りてきた言葉を解釈する行為は、前時代であれば神託そのものである。

東日本大震災の直後から、福島で詩を発し続けた和合亮一《わごうりょういち》氏の作品群は、一個人の感慨を超えて、この国全体の鎮魂を感受し、具現化したかのようで、詩人はまるでイタコのようだった。なぜ詩は、震災やいじめや孤独など、悲惨な出来事に続いて傷口から湧《わ》き出《で》るように発せられるのか。それは詩作が、離人症的つまり解離症的であることを免《まぬが》れ得ない表現活動だからではないだろうか。

文化としての「憑依」や「トランス」には地域によって偏《かたよ》りがあり、インドやアフリカでは疾患としての認識よりもシャーマニズムの一環として捉えられている。疾患としての解離症と同じく、シャーマンの憑依やトランスも心的外傷歴が要因となることから、本質的には同じ現象であり治療対象とすべきなのではないかとする調査がいくつかある[*26・27]。

それはある部分では正しいと思うが、解離現象を根こそぎ、病院に連れてきて治療対象とするのもまた違うように思う。医療か神頼《かみだの》みかの選択を迫る必要はない。一人の脳神経内科医としては、恐山《おそれざん》で解決されることは恐山に任せたい。

ダンサーたちを動かす「解離」

解離を高次脳機能として利用する表現活動には詩のほかに、役者たちが役になりきる時の「演技」があるとする研究があることをまえがきに述べた。

文化や宗教儀式でみられる憑依やトランスでは、そうした状態をもたらすためにスーフィー（イスラム神秘主義者）の舞踊や日本の中世仏教の踊念仏《おどりねんぶつ》のように、踊りが用いられることは多い。そういったことから想像はつくが、俳優のみならず、ダンサーたちもまた表現に解離を利用しているのではないかという報告がある。[*28] ダンサーを対象にしたこの調査では、二割弱に解離が見られ、その度合いは病的水準に達していたという。

体を動かすことに没頭し、夢中になるという脳の仕組みは解離だけではない。むしろ解離がこうした時に起きることはこれまであまり認識されておらず、より健全でポジティブな「フロー体験」のほうが想定されてきた。

フロー体験とは、スポーツや芸術活動などに没頭している時に感じる、楽しさや喜びの体験である。高い目標を設定してクリアした時や、自己制御ができたと感じる時にこの境地に至ることができる。これを経験することで、辛い練習や孤独な創作活動などを継続するモチベーションを高めると考えられている。

ダンサーの没頭は解離ではなくフロー体験なのではないかという疑問に対して、同時にフローのスコアも調査され、解離度合いが高いとフローの度合いが低いという結果が得られている。[*28] 解離とフローはまた別のものなのだ。フロー体験は運動中に自律神経系を制御できていると、よりその境地に到達しやすい。[*29]

同じ研究グループがアスリートとダンサーの違いも調査している。アスリートよりダンサーのほうが解離や羞恥心《しゅうちしん》を保有する割合は高く、心的外傷歴はさらにこれらの傾向を高めた。[*30] 解離は単に身体を動かす時の集中力のみならず、芸術表現と関連する現象なのだ。

解離症は進化学的には「擬死」である。擬死は臨死体験に近似する脳機能である。本来は死に際して作動する高次脳機能が、至高の芸術表現を生み出している可能性がある。

能やバレエ、舞台やドラマ、さらには欅坂《けやきざか》46ならアイドル、それらのすぐれたパフォーマンスを鑑賞すると、生と死のエネルギーのせめぎ合いを感じる。もっと踏み込んで言うと、生よりも少しだけ死の方に近い。時に暗澹《あんたん》たる不穏な気配さえ漂《ただよ》う。彼らのパフォーマンスに触れるにつけ、恐ろしさと同時に途方もない至福を感じるのは、臨死体験に近似する脳機構を追体験しているためなのだろうか。

これはよくよく考えると胸が締め付けられる事項である。

観客はダンサーや役者の解離に、常人が至らない芸術性への到達を感じ、喝采《かっさい》を浴《あ》びせる。しかし演者は一人一人虚無の中で、自己を置き去りにして、その境地に達しているのだ。解離を利用しているとすれば、演じ続けることにはおそらく抗うつ作用がある。しかし彼らから演じる機会が奪われたらどうなるだろうか。観客がいなくとも没頭できる、絵画や詩や瞑想などをうまく利用して日々、健康に過ごしてほしいと思う。

不幸をも生きる力にする人間の脳

一般的に、アーティストにはうつ病や依存症、自殺企図《きと》などの精神疾患が多いことが知られているが、それは「逆境的小児期体験」が多いためだとする論文がある。*31

虐待やネグレクト、両親離婚後の揉《も》め事《ごと》などの不幸な生《お》い立《た》ちは、逆境的小児期体験と呼ばれる。逆境的小児期体験のある子どもたちの将来として言われていることは、慢性疾患やがんへの罹患率《りかんりつ》が高く、うつ病や自殺企図、依存症や薬物乱用の発症率も高く、つねに同年齢に比して死亡率が高いことである。さらに教育・雇用・収入の面で不利であるなど、「人生の末路《まつろ》」を意味するような事柄ばかりである。*32

もちろんこうした研究はそうした子どもたちを救済することや、遺伝ではなく悲惨な環境が貧困と暴力の再生産を行なっているので、「この負の連鎖を断つのだ」という強い決意の下で行なわれている。こんな当たり前のことへの注意喚起さえ、今世紀になってようやく初めて行なわれていることなのだ。だが、こうした負の側面ばかりが強調されるのは負のレッテル貼りにならないかどうかにも気を配りたい。

被虐待歴は解離症の発症リスクであることは前に述べた。もちろん解離能力は外傷性解離のような環境要因のみならず、素質も関与することは知られている。

しかし解離が表現活動の芸術性を高めるとすると、逆境的小児期体験は芸術表現の能力を増強する可能性がある。だから虐待が許されるのだとは、けっして言っていない。そんな経験はないほうがよいに決まっている。

しかし万が一、機能不全家族に生まれたり、戦火の只中《ただなか》で産声《うぶごえ》を上げたり、不運にもいじめや虐待に遭《あ》い、悲惨な幼少期や思春期を過ごしたのだとしても、それさえも力にする方法を人間の脳が持っていることをここに知らせたい。

あとがき

COVID-19の流行によって誰もが以前より少しだけ死を身近に感じることになった。魂の来歴や死の前後に保持される自己意識の在り処《あか》を探して、「死の医学」をたどった。

こうした死の探求によって思いがけず、生かす力、細胞や個体の危機の際に発動する「解離」にたどり着いた。そしてそれは、芸術表現の源《みなもと》でもあった。アーティストに「鬼気迫る《きせま》」ものを感じたことがある人は多いだろう。表現者たちはどうしてか、まるで命を削って表現を生み出しているように感じることがある。

すぐれた芸術にはなんとなく死の匂いがする。

少し不気味だが、同時に至福を感じる。

人は芸術表現に力をもらう。誰かの芸術表現が他の誰かを生かすのは、脳が自分という個体を生かそうとする経路を刺激してくれるからなのではないか。

上げたい。

「魂はどこにあるのか、心は、自己同一性とは脳のどのような機能によるのか」を本書のテーマとして設定してくださった集英社インターナショナル佐藤眞氏に大きな感謝を申し上げたい。

人の生死と向き合う臨床医として、魂や死についていつか考えがまとまればと思いつつ、これまでは考えることを先送りしてきた。オリヴァー・サックス先生のように日常診療から考えるのはどうだろうかというアドバイスをいただいた。途方もなく高いハードルだが、オリヴァーの自伝（『道程：オリヴァー・サックス自伝』早川書房）からは、完璧とはほど遠い彼が、苦しみながら神経疾患や脳の不思議に向き合った軌跡をたどれる。おそれやおののきとともに進んだ執筆の中の一筋《ひとすじ》の救いとなった。

なお、オリヴァーは患者さんと一体になって書き上げたスタイルだが、そうでない場合、個人情報の秘匿《ひとく》は当然の義務である。診療では診断を絞る時に年齢や性別が重要なヒントになるが医学論文ではここ数年、職業・年齢・性別の明記を避ける流れになっている。そうした新基準の倫理を受けて本書のエピソードや患者さんの背景はすべて創作とした。人物像はことさらどこかで見たようなことにならないよう新規に作り込んだ。第一章のバリキャリさんも第二章のトラック野郎さんもこの世のどこかにいるわけではない。

医学界には上下なく自由に発言し議論するような開かれた空気はない。それは抑圧されているなどではなく、それぞれの層での職務に従順だからだろう。トップは自らの専門にこもり、ボトムの実働部隊は働き蜂として身《み》の丈《たけ》をわきまえて口をつぐんでいる。

そんな中、相模原障害者施設殺傷事件（二〇一六年）やALS嘱託殺人事件など、脳神経内科診療で出会うような人々が犠牲となる事件が起きた。人を殺《あや》めた側の論理が報じられ、一部であっても支持を得ていく中にあって、生かす側、この国に三〇万人以上いる医者の多くは沈黙した。殺めた側の主張は実臨床を反映しておらず、数十年遅れていると感じているにもかかわらず。

事件があるたびに患者さんやご家族方は社会の声を確認し、声の大きい側の論理に染まっていく世間に、他人事と思えぬ底知れぬ恐怖を感じている。我々実働部隊が息をひそめていてはどんな場所にも生かす側の論理は届かない。さらに加害者は医療・介護従事の経験者たちだった。

なにが正解か分からない世界で彼らもまた苦しんだ形跡がある。彼らを罰するだけで類似事件を防げるとは思わない。今、生死とはなにか、欠点だらけの我ら人間に生きる価値があるのか迷う者たちにも、医学がたどり着いた死生学を伝えなければならない。そう思い、自分の身の丈の穴からなんとか這い出して声を上げた。

さて、演じるとはなにか、という問いかけを二〇年ぶりに行ない、答えていただいた観《かん》世流《ぜりゅう》能楽師・武田宗典《たけだむねのり》氏（まえがき参照）に感謝する。一九九九年に行なったインタビューは毎日新聞「キャンパる」紙面に掲載された。世阿弥《ぜあみ》の言説の謎はアンチエイジングに関わるのではないかと本気で考えている。世阿弥自身、あの乱世に八十歳まで生きた。これからも能に注目していきたい。

アンドレ・ブルトンを原文で読む際にフランス語読解のアドバイスをいただいた詩人の小笠原鳥類《おがさわらちょうるい》氏にも感謝したい。音楽的で同時に批評的で絵画的な鳥類氏の詩は、現代詩の最も先鋭的な位置に二〇年以上立ち続けている。

日々の診療を共に歩む患者さん方全員にお礼を述べたい。いつもたくさんの教えを、学びをもたらしていただいている。

駒ケ嶺朋子《こまがみねともこ》

20）今泉忠明監修 おもしろい! 進化のふしぎ ざんねんないきもの事典. 高橋書店;東京; 2016.

21）Abrams MP et al. Human tonic immobility: measurement and correlates. Depression and Anxiety 2009;26:550-556.

22）Coutinho MR et al. Modulation of tonic immobility in guinea pig PAG by homocystic acid, a glutamate agonist. Physiol Behav 2008;94:468-473.

23）Molero P et al. Antidepressant efficacy and tolerability of ketamine and esketamine: a critical review. CNS Drugs 2018;32:411-420.

24）Aragon L, Breton A. Le Cinquantenaire de l'hysterie. Révolution Surréaliste 1928; 11:20-22.

25）吉田文憲. さみなしにあわれの構造−禁忌と引用. 思潮社;東京;1991.

26）Bhavsar V et al. Dissociative trance and spirit possession: Challenges for cultures in transition. Psychiatry Clin Neurosci 2016;70:551-559.

27）Hecker T et al. Global mental health and trauma exposure: the current evidence for the relationship between traumatic experiences and spirit possession. Eur J Psychotraumatol 2015;6:29126. doi: 10.3402/ejpt.v6.29126.

28）Thomson P, Jaque SV. Dancing with the muses: dissociation and flow. J Trauma Dissociation 2012;13:478-489.

29）Jaque SV et al. Creative flow and physiologic states in dancers during performance. Front Psychol 2020;11:1000.

30）Thomson P, Jaque SV. Exposing shame in dancers and athletes: shame, trauma, and dissociation in a nonclinical population. J Trauma Dissociation 2013;14:439-454.

31）Thomson P, Jaque SV. Childhood adversity and the creative experience in adult professional performing artists. Front Psychol 2018;9:111. doi: 10.3389/fpsyg.2018. 00111.

32）Metzler M et al. Adverse childhood experiences and life opportunities: shifting the narrative. Child Youth Serve Rev 2017;72:141-149.

参考文献

まえがき

1) 駒ヶ嶺朋子. Bretonのシュルレアリスムと解離症. 脳神経内科 2020;93:829.

2) Panero ME et al. Becoming a Character: Dissociation in conservatory acting students. J Trauma Dissociation 2020;21:87-102.

3) 蜷川幸雄演出, 岸田理生脚本, 寺山修司原作, Bunkamura シアターコクーン.

第一章

1) Cheyne JA, Girard TA. The body unbound: vestibular-motor hallucinations and out-of-body experiences. Cortex 2009;45:201-215.

2) 志村真幸. 熊楠と幽霊. 集英社インターナショナル;東京;2021.

3) Blanke O, Mohr C. Out-of-body experience, heautoscopy, and autoscopic hallucination of neurological origin. Implications for neurocognitive mechanisms of corporeal awareness and self-consciousness. Brain Res Rev 2005;50:184-199.

4) 岩田誠. 見る脳・描く脳 絵画のニューロサイエンス. 東京大学出版会;東京;1997.

5) 河村満ら. せめぎ合う脳機能. サヴァン症候群と「おしくらまんじゅう仮説」. Brain Nerve 2020;72:193-201.

6) 豊倉康夫. 芸術と文学に見られる神経学的作品. ノバルティスファーマ;東京;2004.

7) Williams D. The structure of emotions reflected in epileptic experiences. Brain 1956;79:29-67.

8) Devinsky O et al. Autoscopic phenomena with seizures. Arch Neurol 1989;46: 1080-1088.

9) Blanke O et al. Stimulating illusory own-body perceptions. Nature 2002;41:269-270.

10) De Ridder D et al. Visualizing out-of-body experience in the brain. N Engl J Med 2007;357:1829-1833.

11) Smith AM, Messier C. Voluntary out-of-body experience: an fMRI Study. Front Hum Neurosci 2014;8:70. doi: 10.3389/fnhum.2014.00070.

12) Cheyne JA. Sleep paralysis episode frequency and number, types, and structure of associated hallucinations. J Sleep Res 2005;14:319-324.

13) American Academy of Sleep Medicine. International classification of sleep disorders, third edition; AASM;IL;USA;2014.

14) Fuller PM et al. The pontine REM switch: past and present. J Physiol 2007;584: 735-741.

15) Maquet P et al. Functional neuroanatomy of human rapid-eye-movement sleep and dreaming. Nature 1996;383:163-166.

16) 古川哲雄. かなしばり. 神経内科 2013;78:731-732.

17) Chayne JA. Situational factors affecting sleep paralysis and associated hallucinations: position and timing effects. J Sleep Res 2002;11:169-177.

18) デヴィット・J・ハフォード. 福田一彦・竹内朋香・和田芳久訳. 夜に訪れる恐怖. 川島書店;東京;1998.

19) Fukuda K. Preliminary study on kanashibari phenomenon. A polygraphic approach. Jap J Physiol Psychol Psyhchophysiol 1989;7:83-89.

20) 福田一彦.「金縛り」の謎を解く. PHP研究所;東京;2014.

21) Furuya H et al. Sleep- and non-sleep-related hallucinations. Relationship to ghost tales and their classifications. Dreaming 2009;19:232-238.

22) 山川出版社編. 詳説日本史研究. 山川出版社;東京;2017.

23) Lopez C. A neuroscientific account of how vestibular disorders impair bodily self-consciousness. Front Integr Neurosci 2013;7:91. doi: 10.3389/fnint.2013.00091.

24) Sang FYP et al. Depersonalisation/derealization symptoms in vestibular disease. J Neurol Neurosurg Psychiatry 2006;77:760-766.

25) Deroualle D et al. Anchoring the self to the body in bilateral vestibular failure. PLoS One 2017;12:e0170488. doi: 10.1371/journal.pone.0170488

26) Ionta S et al. Multisensory mechanisms in temporo-parietal cortex support self-location and first-person perspective. Neuron 2011;70:363-370.

27) オリヴァー・サックス. 大田直子訳. 幻覚の脳科学. 見てしまう人々 . 早川書房;東京;2018.

28) Bourdin P et al. A virtual out-of-body experience reduces fear of death. PLoS One 2017;12:e0169343. doi: 10.1371/journal.pone.0169343

29) Smith PF, Darlington CL. Personality changes in patients with vestibular dysfunction. Front Hum Neurosci 2013;7:678. doi: 10.3389/fnhum.2013.00678.

30) オリヴァー・サックス. 吉田利子訳. 火星の人類学者 脳神経科医と7人の奇妙な患者. 早川書房;東京;2001.

31) Greyson B. Dissociation in people who have near-death experiences: out of their bodies or out of their minds? Lancet 2000;355:460-463.

32) 深津尚史ら. 自己像幻視ではどうして私が見えるのだろうか? 愛知医大を受診した9症例の検討. 臨床精神医学 2010;39:253-261.

33) Greyson B. The Near-death experience scale. Construction, reliability, and validity. J Nerv Ment Dis 1983;171:369-375.

第二章

1) Kondziella D. The neurology of death and the dying brain: a pictorial essay. Front Neurol 2020;11:736. doi: 10.3389/fneur.2020.00736.

2) Greyson B. The Near-death experience scale. Construction, reliability, and validity. J Nerv Ment Dis 1983;171:369-375.

3) Devinsky O et al. Autoscopic phenomena with seizures. Arch Neurol 1989;46: 1080-1088.

4) エリザベス・キューブラー＝ロス. 鈴木晶訳. 死ぬ瞬間. 死とその過程について. 中央公論新社;東京;2001.

5) エリザベス・キューブラー＝ロス. 鈴木晶訳. 死, それは成長の最終段階. 続 死ぬ瞬間. 中央公論新社;東京;2001.

6) エリザベス・キューブラー＝ロス. 鈴木晶訳.「死ぬ瞬間」と死後の生. 中央公論新社;東京;2001.

7) レイモンド・ムーディ . ポール・ペリー . 矢作直樹監修, 堀天作訳. 生きる/死ぬ その境界はなかった. 死後生命探求40年の結論. ヒカルランド;東京;2013.

8) オリヴァー・サックス. 大田直子訳. 道程. オリヴァー・サックス自伝. 早川書房;東京;2018.

9) レイモンド・ムーディ・Jr. 中山善之訳. かいまみた死後の世界. 評論社;東京;1989.

10) 立花隆. 臨死体験. 文藝春秋;東京;2000.

11) Greyson B. The near-death experience as a focus of clinical attention. J Nerv Ment Dis 1997;185:327-334.

12) 豊倉康夫. 臨死体験の記録. 死直前のEuphoriaは「物質」によるものか? 精神医学 1991;33:572-573.

13) 駒ヶ嶺朋子ら. 睡眠麻痺に体外離脱体験と頭内爆発音症候群を伴った1例. 神経内科 2018;89:433-438.

14) 豊倉康夫. 臨死体験の記録.「死直前のEuphoriaは「物質」によるものか」追記. 精神医学 1991;33:1144.

15) 矢作直樹. 人は死なない. ある臨床医による摂理と霊性をめぐる思索. バジリコ;東京;2011.

16) Appleby L. Near death experience. Br Med J 1989;298:976-977.

17) 日本集中治療医学会・日本救急医学会・日本循環器学会. 救急・集中治療における終末期医療に関するガイドライン～ . 3学会からの提言～ . https://www.jsicm.org/pdf/1guidelines1410.pdf

18) エベン・アレグザンダー, 白川貴子訳. プルーフ・オブ・ヘヴン. 脳神経外科医が見た死後の世界. 早川書房;東京;2018.

19) Klemenc-Ketis Z et al. The effect of carbon dioxide on near-death experiences in out-of-hospital cardiac arrest survivors: a prospective observational study. Critical Care 2010;14:R56. doi: 10.1186/cc8952.

20) Lai CF et al. Impact of Near-death experiences on dialysis patients: a multicenter collaborative study. Am J Kidney Dis 2007;50:124-132.

21) Palmieri A et al. “Reality” of near-death-experience memories: evidence from a psychodynamic and electrophysiological integrated study. Front Hum Neurosci 2014; 8:429. doi: 10.3389/fnhum.2014.00429.

22) Zanos P, Gould TD. Mechanisms of ketamine action as an antidepressant. Mol Psychiatry 2018;23:801-811.

23) Pender JW. Dissociative anesthesia. JAMA 1971;215:1126-1130.

24) Peinkhofer C et al. Seminology and mechanisms of near-death-experiences. Curr Neurol Neurosci Rep 2019;19:62. doi: 10.1007/s11910-019-0983-2.

25) Martial C et al. Neurochemical models of near-death experiences: A large-scale study based on the semantic similarity of written reports. Conscious Cogn 2019;69: 52-69.

26) Greyson B. Dissociation in people who have near-death experiences: out of their bodies or out of their minds? Lancet 2000;355:460-463.

27) Lamm C et al. Meta-analytic evidence for common and distinct neural networks associated with directly experienced pain and empathy for pain. Neuroimage 2011;54: 2492-2502.

第三章

1) 救急業務は患者の症状と緊急性から3段階に分けられている. 軽症で, 入院の必要もない患者を受け容れるのが1次救急で, 都道府県の休日夜間急患センターや地域の病院などが担当する. 2次救急を担当するのは24時間体制で救急患者の受け容れができ, 手術治療を含めた入院治療を提供でき, 救急患者のための専用病床が整備されているなどの条件を満たしている病院である. そして3次救急病院とは, 1次や2次救急では対応できない重症・重篤患者を受け容れる病院のことを指す.

2) Kondziella D. The neurology of death and the dying brain: a pictorial essay. Front Neurol 2020;11:736. doi: 10.3389/fneur.2020.00736.

3) 臓器移植ネットワークホームページ. https://www.jotnw.or.jp

4) Vrselja Z et al. Restoration of brain circulation and cellular functions hours post-mortem. Nature 2019;568:336-360.

5) Eriiksson PS et al. Neurogenesis in the adult human hippocampus. Nature Med 1998;4:1313-1317.

6) Spaldings KL et al. Dynamics of hippocampal neurogenesis in adult humans. Cell 2013;153:1219-1227.

7) Alvarez-Buylla A, Garcia-Verdugo M. Neurogenesis in adult subventricular zone. J Neurosci 2002;22:629-634.

8) Sorrells SF et al. Human hippocampal neurogenesis drops sharply in children to undetectable levels in adults. Nature 2018;555:377-381.

9) シェリー・ケーガン. 柴田裕之訳. 「死」とは何か. イェール大学で23年連続の人気講義. 文響社;東京;2018.

10) 黒澤太平ら. 「東海大安楽死判決」の今日的意義. 昭和医会誌 2004;64:451-455.

11) Dubey AK et al. Epidemiology of lung cancer and approaches for its prediction: a systematic review and analysis. Chin J Cancer 2016;35:71. doi: 10.1186/s40880-016-0135-x.

12) Hirsch FR et al. Lung cancer: current therapies and new targeted treatments. Lancet 2017;389:299-311.

13) Caga J et al. The impact of cognitive and behavioral symptoms on ALS patients and their caregivers. Front Neurol 2019;10:192. doi: 10.3389/fneur.2019.00192.

14) Shefner JM et al. A proposal for new diagnostic criteria for ALS. Clin Neurophysiol 2020;131:1975-1978.

15) Elinsen A et al. Neurological diseases and risk of suicide attempt: a case-control study. J Neurol 2018;265:1303-1309.

16) 厚生労働省医政局指導課 在宅医療推進室. 在宅医療の最近の動向. https://www.mhlw.go.jp

17) e-stat統計で見る日本. 政府統計の総合窓口. https://www.e-stat.go.jp

18) ミヒャエル・デ・リッダー . 島田宗洋・アーデWR訳. わたしたちはどんな医療が欲しいのか? 人間中心医療を取り戻すための提言とその理由. 教文館;東京;2020.

第四章

1) Rees WD. The hallucinations of widowhood. Br Med J 1971;4:37-41.

2) Olson PR et al. Hallucinations of widowhood. J Am Geriatr Soc 1985;33;8:543-547.

3) Grimby A. Bereavement among elderly people: grief reactions, post-bereavement hallucinations and quality of life. Acta Psychiatrica Scandinavia 1993;87;1:72-80.

4) 東北学院大学震災の記録プロジェクト. 金菱清（ゼミナール）編. 呼び覚まされる 霊性の震災学. 3・11 生と死のはざまで. 新曜社;東京;2016.

5) 宇田川敬介. 震災後の不思議な話. 三陸の〈怪談〉. 飛鳥新社;東京;2016.

6) 奥野修司. 魂でもいいから，そばにいて. 3・11後の霊体験を聞く. 新潮社;東京;2017.

7) Ng B. Grief revisited. Ann Acad Med Singapore 2005;34:352-355.

8) 川崎信定訳. チベットの死者の書. 筑摩書房;東京;1993.

9) 国立研究開発法人日本医療研究開発機構. ヒトiPS細胞又はヒト組織幹細胞からの生殖細胞の作成を行う研究に関する指針. https://www.lifescience.mext.go.jp/files/pdf/n1492_01r2.pdf

第五章

1) Wolfenden B, Grace M. Returning to work after stroke: a review. Int J Rehabil Res 2009;32:93-97.

2) Guadalupe T et al. Differences in cerebral cortical anatomy of left- and right-handers. Front Psychol 2014;5:261. doi: 10.3389/fpsyg.2014.00261.

3) 杉下守弘編著. 右半球の神経心理学. 朝倉書店;東京;1991.

4) Demeyere N, Gillebert CR. Ego- and allocentric visuospatial neglect: dissociations, prevalence, and laterality in acute stroke. Neuropsychology 2019;33:490-498.

5) Parton A, et al. Hemispatial neglect. J Neurol Neurosurg Psychiatry 2004;75:13-21.

6) Policlinique Notes de cours de MM. Blin, Charcot, Henri Colin. Professeur Charcot, Leçons du mardi à la Salpêtrière. Tome I 1887-1888. Reprint. Claude Tchou pour la Bibliotheque des Introuvables; Paris;2002.

7) De Cock CV et al. Vivid dreams, hallucinations, psychosis and REM sleep in Guillain-Barre syndrome. Brain 2005;128:2535-2545.

8) Vernon J et al. Sensory deprivation and hallucinations. Science 1961;133:1808-1812.

9) O'Brien J et al. Visual hallucinations in neurological and ophthalmological disease: pathophysiology and management. J Neurol Neurosurg Psychiatry 2020;91:512-519.

10) Vansteensel MJ et al. Fully implanted Brain-Computer Interface in a locked-in patient with ALS. New Engl J Med 2016;375:2060-2066.

11) Laver KE et al. Virtual reality for stroke rehabilitation (review). Cochrane Database of Systematic Reviews 2017;11.Art.No.CD008349.

12) Jelsma J et al. The effect of the Nintendo Wii Fit on balance control and gross motor function of children with spastic hemiplegic cerebral palsy. Dev Neurorehabil. 2013;16:27–37.

13) Winkels DGM et al. Wii-habilitation of upper extremity function in children with cerebral palsy. An explorative study. Dev Neurorehabil 2013;16:44-51.

14) Smyth JM. Beyond self-selection in video game play: anexperimental examination of the consequences of massively multiplayer online role-playing game play. Cyberpsychol Behav 2007;10:717-721.

15) Gentile DA et al. Internet gaming disorder in children and adolescents. Pediatrics 2017:140;S2:S81-S85.

16) Wittek CT et al. Prevalence and Predictors of Video Game Addiction: A Study Based on a National Representative Sample of Gamers. Int J Ment Health Addict. 2016;14:672-686.

17) アメリカ精神医学会. 日本語版: 日本精神神経学会監修. DSM-5 精神疾患の診断・統計マニュアル. 医学書院;東京;2014.

18) Mathews CL et al. Video game addiction, ADHD symptomatology, and video game reinforcement. Am J Drug Alcohol Abuse 2019;45:67-76.

19) Sammut M et al. The benefits of being a video gamer in laparoscopic surgery. Int J Surg 2017;45:42-46.

20) Datta R et al. Are gamers better laparoscopic surgeons? Impact of gaming skills on laparoscopic performance in "Generation Y" students. PLoS One 2020;15: e0232341. doi: 10.1371/journal.pone.0232341

第六章

1) アメリカ精神医学会. 日本語版: 日本精神神経学会監修. DSM-5 精神疾患の診断・統計マニュアル. 医学書院;東京;2014.

2) Bergouignan LB et al. Out-of-body-induced hippocampal amnesia. Proc Natl Acad Sci 2014;111:4421-4426.

3) Renard SB et al. Unique overlapping symptoms in schizophrenia spectrum and dissociative disorders in relation to models of psychopathology: a systematic review. Schizophr Bull 2017;43:108-121.

4) Komagamine T et al. Hystero-epilepsy in the Tuesday Lessons and NMDA receptor function: A hypothesis for dissociative disorder. Med Hypotheses 2021;150:110567. doi: 10.1016/j.mehy.2021.110567.

5) Dalmau J et al. Paraneoplastic anti-N-methyl-D-aspartate (NMDA) -receptor encephalitis associated with ovarian teratoma. Ann Neurol 2007;61:25-36.

6) Tsutsui K et al. N-methyl-D-aspartate receptor antibody could be a cause of catatonic symptoms in psychiatric patients: case reports and methods for detection. Neuropsychiatr Dis Treat 2017;13:339-345.

7) Shimoyama Y et al. Anti-NMDA receptor encephalitis presenting as an acute psychotic episode misdiagnosed as dissociative disorder: a case report. JA Clin Rep 2016;2:22. doi: 10.1186/s40981-016-0048-3.

8) Caplan J et al. Pseudopseudoseizures: conditions that may mimic psychogenic non-epileptic seizures. Psychosomatics 2011;52:501-506.

9) Stamelou M et al. The distinct movement disorder in anti-NMDA receptor encephalitis may be related to status dissociates: a hypothesis. Movement Disord 2012;27:1360-1363.

10) Titulaer MJ et al. Treatment and prognostic factors for long-term outcome in patients with anti-NMDA receptor encephalitis: an observational cohort study. Lancet Neurol 2013;12:157-165.

11) Servén EG et al. Consideration of psychotic symptomatology in anti-NMDA receptor encephalitis: Similarity to cycloid psychosis. Clin Case Rep 2019;7:2356-2461.

12) 古川哲雄. 憑依と抗NMDA受容体脳炎. 神経内科 2016;84:429-430.

13) 駒ヶ嶺朋子ら. 抗NMDA受容体脳炎から読み解く『死霊解脱物語聞書』. 脳神経内科 2019;91:504-509.

14) Sébire G. In search of lost time from “demonic possession” to anti-NMDA receptor encephalitis. Ann Neurol 2010;67:141-142.

15) Tayler T. The Devil came to St. Louis. Whitechapel Productions Press;Chicago; 2006.

16) Delgado-Garcia G et al. Opisthotonus (arc de cercle) in anti-NMDA receptor encephalitis. Arq Neuro-psiquiatr 2018;76:426. doi: 10.1590/0004-282X20180047.

17) クレッチマー・E. 西丸四方・高橋義夫訳. 医学的心理学. みすず書房;東京;1955.

18) Rogers SM, Simpson SJ. Thanatosis. Curr Biol 2014;24:R1031–1033.

19) 学研の図鑑LIVE 爬虫類・両生類. 付録DVD BBC earth LIFE episode 2 Reptile and amphibiansより. 学研プラス;東京;2016.

駒ヶ嶺朋子《こまがみね　ともこ》

一九七七年生。早稲田大学第一文学部哲学科社会学専修・獨協医科大学医学部医学科・同大学院医学研究科卒。博士（医学）。獨協医科大学大学病院にて脳神経内科医として診療にあたる。二〇〇〇年第三八回現代詩手帖賞受賞（駒ヶ嶺朋乎名）。著書に『怪談に学ぶ脳神経内科』（中外医学社）、詩集に『背丈ほどあるワレモコウ』『系統樹に灯る』（思潮社）がある。

インターナショナル新書〇九二

死《し》の医《い》学《がく》

二〇二二年二月一二日　第一刷発行
二〇二三年四月二五日　第二刷発行

著　者　駒《こま》ヶ《が》嶺《みね》朋《とも》子《こ》
発行者　岩瀬　朗
発行所　株式会社　集英社インターナショナル
〒一〇一-〇〇六四　東京都千代田区神田猿楽町一-五-一八
電話　〇三-五二一一-二六三〇
発売所　株式会社　集英社
〒一〇一-八〇五〇　東京都千代田区一ツ橋二-五-一〇
電話　〇三-三二三〇-六〇八〇（読者係）
〇三-三二三〇-六三九三（販売部）書店専用
装　幀　アルビレオ
印刷所　大日本印刷株式会社
製本所　大日本印刷株式会社

 ISBN978-4-7976-8092-8　C0247

インターナショナル新書

091
ネオ・サピエンス誕生
服部桂
稲見昌彦 他

二〇二二年刊の雑誌『ｋｏｔｏｂａ』（集英社）の特集「人間拡張はネオ・ヒューマンを生むか？」を新書化。ロボットや情報科学の研究者、ジャーナリスト、ミュージシャン、アスリートらが、来るべき「人間拡張」の未来を考える。

093
英語の新常識
杉田 敏

英語の常識は変わった！　ＮＨＫ放送史上、最長寿の語学番組で常に最新の英語を伝えてきたカリスマ講師、集大成の一冊。ネット社会、多様性、ポストコロナ時代に対応した、まさに今生まれつつある英語を教える。

094
「隠しアイテム」で読み解く春画入門
鈴木堅弘

「行為」以外に注目すると春画はもっと面白い！　置かれている手鏡の意味は？　煙草、はさみ、着物の柄……春画に隠されたアイテムの意味を読み解けば、より奥深い江戸情愛の世界が。画期的な春画入門書。

095
おいしい味の表現術
瀬戸賢一 編
味ことば研究ラボラトリー

もうＳＮＳや食レポに困らない！　すぐに役立つ味の表現を豊富な例を挙げて伝授します。またコク・キレや、生チョコの「生」を徹底分析。擬音語やレトリックも動員して、面白くて深い日本語の世界に誘います。